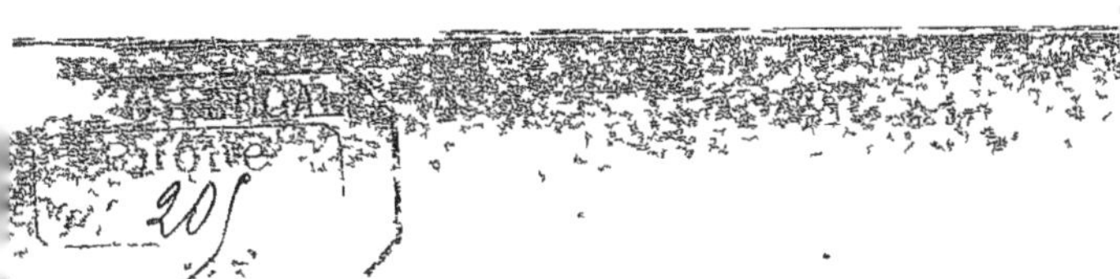

CONTRIBUTION A L'ÉTUDE

DES

CONGESTIONS ET INFLAMMATIONS

BRONCHO-PULMONAIRES AIGUËS

DANS LA MALARIA

PAR

Le D' René MAILFERT

Ancien Interne des Hôpitaux d'Alger,
Préparateur d'Anatomie pathologique à l'Ecole de Medecine d'Alger.

LYON

A. REY & Cie, IMPRIMEURS-ÉDITEURS DE L'UNIVERSITÉ

4, RUE GENTIL, 4

—

1902

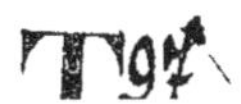

CONTRIBUTION A L'ÉTUDE

DES

Congestions et Inflammations

BRONCHO-PULMONAIRES AIGUËS

DANS LA MALARIA

CONTRIBUTION A L'ÉTUDE

DES

CONGESTIONS ET INFLAMMATIONS

BRONCHO-PULMONAIRES AIGUËS

DANS LA MALARIA

PAR

Le Dr René MAILFERT

Ancien Interne des Hôpitaux d'Alger,
Preparateur d'Anatomie pathologique a l'Ecole de Medecine d'Alger.

LYON

A REY & Cie, IMPRIMEURS-ÉDITEURS DE L'UNIVERSITÉ

4, RUE GENTIL, 4

—

1902

A MES PARENTS

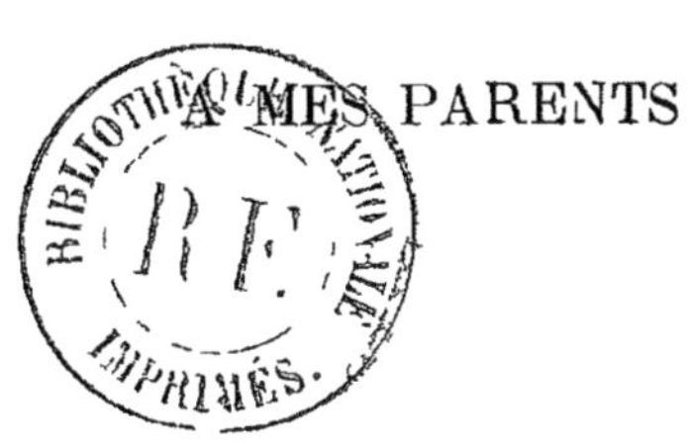

A MES AMIS

A MES MAITRES

de l'École de Médecine d'Alger.

A MES MAITRES

de la Faculté de Lyon.

A mon Président de Thèse

M. LE PROFESSEUR J. TEISSIER

Professeur de Pathologie interne,
Chevalier de la Legion d'honneur,
Officier de l'Instruction publique.

INTRODUCTION

On a dit que le paludisme est un véritable protée.
Innombrables, en effet, sont les aspects sous lesquels
il peut se présenter, soit que la fièvre, son symptôme
principal, revête les caractères intermittent, rémitent ou
continu, soit qu'à l'accès fébrile s'adjoignent des phénomènes morbides portant sur le foie, la rate, l'intes-
tin, les poumons, etc. Aussi les premiers observateurs
s'efforcèrent-ils, devant cette extrême variabilité, de
séparer ces divers faits pathologiques et d'en créer
autant de formes cliniques spéciales. Il ne faudrait pas
cependant que l'on pût accuser l'esprit d'analyse, qui
fait la force de la science, d'avoir démoli l'unité nosolo-
gique de la malaria. Sans doute, il existe, suivant les
climats, les contrées, les saisons, les individus, des
accès paludéens dont les manifestations sont spécialement : bilieuses chez les uns, dysentériques ou pneumoniques chez les autres ; mais il ne faut jamais oublier
que ces formes cliniques particulières sont constituées
par l'exagération de symptômes hépatiques, gastriques
ou pulmonaires que l'on trouve d'une façon constante,
bien qu'à degré très variable, dans l'accès fébrile inter-

mittent, expression primordiale et entière de l'intoxication palustre.

Ceci dit, au début de ce travail pour nous défendre
de toutes intentions séparatistes. Si nous avons en vue,
en effet, et si nous nous occupons exclusivement des
manifestations broncho-pulmonaires de la malaria,
nous ne voulons nullement faire de ces manifestations
une forme de paludisme nettement tranchée, et nous
sommes les premiers à nous élever contre ceux qui
emploient le terme trompeur de pneumo-paludisme.
Nous nous efforçons, au contraire, de montrer que ces
symptômes broncho-pulmonaires existent, pour ainsi
dire, à l'état naissant dans tout accès de fièvre paludéenne, et nous les suivons dans leur progression jusqu'à ce qu'ils atteignent, selon les circonstances, les
caractères d'un véritable acte morbide.

Nous présentons ce modeste travail, surtout comme
un exposé de faits cliniques que nous avons observés
pendant nos années d'internat à l'hôpital de Mustapha ;
nous les rapprochons de cas analogues observés jusqu'à
nos jours et, sans trop nous hâter de tirer des déduc-
tions, nous cherchons à établir des liens cliniques et
pathogéniques, capables de réunir ces faits entre
eux.

Notre plan sera le suivant: nous entrerons d'emblée
dans l'analyse aussi détaillée que possible des symptômes bronchiques et pulmonaires aigus, observés à
l'occasion d'accès paludéens. Allant du simple au com-
posé, nous traiterons dans un premier chapitre des
bronchites aiguës ; dans un second, des congestions
pulmonaires et, dans un troisième, des pneumonies, en

insistant tout spécialement sur la distinction qu'il convient de faire entre ces deux derniers groupes morbides.

Après cette étude symptomatologique, nous essaierons d'établir, sur ces bases cliniques, une théorie pathogénique, restée jusqu'alors dans le vague, et qui demande peut-être encore à reposer sur des expérimentations plus nombreuses et plus probantes.

Enfin, nous terminerons en établissant le pronostic de ces affections thoraciques, et le traitement qui leur convient.

Mais avant d'aborder notre sujet, il est pour nous un devoir bien doux à remplir, c'est une dette de reconnaissance vis-à-vis des maîtres des Ecoles et des Hôpitaux qui ont guidé nos premiers pas dans le sentier ardu de la science médicale, et nous sommes heureux qu'un touchant usage nous permette de leur rendre hommage et de les remercier publiquement.

A M. le professeur Crespin, qui inspira notre sujet de thèse, et nous prodigua ses conseils et les secours de sa précieuse expérience, nous adressons l'expression de notre profonde reconnaissance.

M. le Dr Bruch, professeur de la clinique chirurgicale et ophtalmologique, auquel nous fûmes attaché à deux reprises, comme interne, fut pour nous un maître plein d'indulgence et de bonté ; nous le prions de vouloir bien accepter le témoignage de notre respectueuse gratitude.

Que M. le professeur Curtillet, dont nous avons suivi pendant toute une année les savantes leçons et qui nous honora de nombreuses marques de bienveillance et de sympathie, reçoive l'hommage de notre reconnaissance et de notre dévouement.

MM. les professeurs Moreau, Vincent, Cochez, Trolard, Goinard et Rey, dont nous avons eu l'honneur d'être l'élève, MM. Saliège, Trabut, Caussidou, Sabadini, Denis, qui furent nos chefs de service à l'hôpital, ont droit à nos sincères remerciements.

Nous tenons à assurer tout spécialement de notre gratitude M. le professeur Planteau qui, durant ces deux dernières années, nous initia aux études ardues et attrayantes de l'anatomie pathologique ; nous conserverons de ses excellentes leçons pratiques un souvenir ineffaçable.

Que nos amis et collègues de l'Internat de Mustapha agréent la nouvelle expression de sympathie que nous leur adressons aujourd'hui. Que nos amis, le Dr Bernasconi, qui nous aida à établir la statistique que renferme ce travail, et le Dr Roux de Badilhac, qui nous fournit les matières d'une de nos plus instructives observations, reçoivent les gages de notre constante amitié.

Nous garderons le souvenir du bienveillant accueil qui nous fut fait à la Faculté de Lyon, en particulier par M. le professeur J. Courmont, lors de nos derniers examens.

Que M. le professeur J. Teissier, qui a bien voulu nous faire l'honneur d'accepter la présidence de notre thèse, daigne agréer l'hommage de notre respectueuse reconnaissance.

CONTRIBUTION A L'ÉTUDE

DES

Congestions et Inflammations

BRONCHO-PULMONAIRES AIGUËS

DANS LA MALARIA

CHAPITRE PREMIER

ÉTUDE CLINIQUE DES BRONCHITES AIGUËS PALUDÉENNES

« L'étude des bronches, dit Grasset dans sa thèse inaugurale sur les affections chroniques des voies respiratoires d'origine paludéenne, doit précéder toutes les autres, d'abord à cause de la fréquence de cet ordre de lésions, et ensuite parce que les lésions plus intimes du parenchyme commencent souvent par la bronchite elle-même. »

A peu près tous les auteurs qui ont traité du paludisme mentionnent, mais en termes toujours fort brefs, des symptômes bronchiques accompagnant d'une façon presque constante l'accès paludéen. Gintrac, par exemple, dans sa description détaillée de l'accès fébrile intermittent, a constaté les signes suivants accompagnant le stade de froid[1] : « La respiration est gênée,

---

[1] Gintrac, *Cours théor. et clin. de path. int.*, t. III, p. 595, Paris 1853.

anxieuse, fréquente ; il y a souvent une petite toux sèche ;
la voix est faible. aiguë, saccadée. » Griesinger, d'autre
part, écrit[1] : « Dès le stade du frisson, la respiration est
courte et le murmure respiratoire faible, le malade
tousse quelquefois, on peut entendre çà et là, des râles
de bronchite, qui disparaissent avec la terminaison de
l'accès. »

Mais c'est surtout Broussais qui, après les avoir
signalés un des premiers, attache à ces symptômes
bronchiques, en apparence légers et insignifiants, toute
l'importance qu'ils peuvent prendre à l'occasion.
« Ayant examiné, dit-il[2], une foule de malades, au
moment de l'invasion de l'accès, dans l'époque du froid,
j'ai toujours remarqué qu'ils avaient une petite toux. »
Et plus loin : « Ainsi le frisson des fièvres intermittentes
a, sur le poumon, le même effet que le frisson produit
par l'impression de l'air froid ou de l'eau froide... De
même que le froid affecte plus souvent le poumon,
comme étant le plus faible des vicaires de la peau, ainsi
le frisson fébrile enrhume plus souvent qu'il ne procure
une gastrite, une diarrhée ou une péritonite. » Et dans
son *Cours de pathologie et de thérapeutique générales*,
p. 418, il affirme avoir observé fréquemment des
complications bronchiques, survenant à la suite d'accès
paludéens : « J'ai vu des centaines de personnes, qui
n'étaient point enrhumées, le devenir après un accès
de fièvre intermittente. »

Mongellaz, dans sa *Monographie des irritations*

---

[1] Griesinger, *Tr. des mal. infect*, p. 40, Paris 1868.
[2] Broussais, *Hist. des Phleg. ou Inflam. chron.*, p. 128 et 130.

intermittentes, rapporte de nombreuses observations
de catarrhes bronchiques, à forme intermittente, qui
cédaient au traitement par le quinquina, et s'accompagnaient de fièvre, avec chaleur et transpiration. Avant
lui, Strack, Ridley, F. Home, Coquereau avaient signalé
plusieurs exemples de toux, qui, par leur caractère
périodique, l'accès de fièvre qui les accompagnait et
surtout leur curation par le quinquina, donnent tout
lieu de penser à la malaria.

Les auteurs contemporains, Laveran, Kelsch et
Kiener, ne parlent pas de bronchite, ou du moins n'at-
tachent aucune importance à cette toux du début de
l'accès fébrile. Mannaberg, ne s'attarde pas davantage
aux symptômes bronchiques, qui, dit-il, « n'acquièrent
qu'une médiocre intensité et ne survivent à l'accès que
pendant quelques heures ».

Grasset, cependant, dans sa thèse déja citée, recon-
naît qu'il y a des bronchites qui sont liées à l'intoxication palustre, comme il y a des bronchites qui sont liées
à la fièvre typhoïde, à la rougeole, ou à tout autre état
infectieux donné, mais il ne les cite qu'en passant et
pour en arriver aux lésions chroniques, qui lui ont
paru plus intéressantes. Enfin, il importe de signaler la
thèse de Ch. Duba, de Lyon, qui envisage particulièrement les congestions bronchiques du sommet, pouvant simuler la tuberculose.

Tel est l'état actuel de la question des bronchites
aiguës d'origine paludéenne. Cette étude nous a paru
insuffisante, et le mépris dans lequel on la laisse tout à

fait injustifié. Pourtant. l'existence et même la fréquence, dans le paludisme, de lésions aiguës des bronches ne sont pas douteuses. Nous en apportons comme
preuve une statistique, dont les chiffres sont, en somme,
assez imposants. Nous avons pu examiner tous les paludéens qui sont entrés en traitement dans quatre salles
de l'hôpital civil de Mustapha, depuis le 15 juillet jusqu'au 15 octobre 1900, c'est-à-dire pendant toute une
période d'endémie palustre. Ceci nous a permis d'ac-
cumuler 120 observations de paludisme avéré ; tous
ces malades ont été auscultés, au moins à leur entrée
et en pleine pyrexie, et nous avons dégagé, autant qu'il
se pouvait, les affections broncho-pulmonaires attri-
buables à un autre état morbide indépendant. Or, sur
ces 120 malades, dont les observations sont résumées à
la fin de cette thèse, il en est 105 ayant présenté des
symptômes bronchiques plus ou moins accentués [1].
Nous choisirons et citerons quelques cas des plus inté-
ressants et des plus typiques.

Ceci dit sur la fréquence des symptômes bronchiques, pendant l'accès fébrile, il nous faut préciser
maintenant les rapports qu'affecte l'élément bronchique
avec l'élément paludéen.

Si l'on pose *a priori* le principe que la bronchite des
malariques est due à l'intoxication palustre, au même
titre que les autres lésions viscérales aiguës de cette
maladie, on devra s'attendre à trouver, dans la mar-

---

[1] Ces observations ont déjà fait l'objet d'une publication,
parue dans les *Archives générales de médecine*, faite par nous,
en collaboration avec M. le professeur Crespin (mars-avril 1900).

che et dans la durée de ces symptômes bronchiques, les mêmes caractères d'intermittence ou de continuite, que l'on observe dans les altérations de la rate, du foie et dans la fièvre elle-même.

« La bronchite d'origine palustre, dit Grasset *(loc. cit.)*, peut se présenter de deux manières différentes : elle peut affecter le type franchement intermittent, elle peut être continue d'emblée. » Griesinger ajoute, à ces deux modes extrêmes, un troisième, dans lequel les accidents sont continus, comme chroniques d'emblée; mais, par moments, surviennent des accidents aigus, paroxystiques, qui coïncident avec des accès fébriles plus intenses. La clinique nous a paru confirmer cette manière de voir, et nous allons présenter un type de chacune de ces trois catégories de bronchites[1].

Observation I

Fievre intermittente à longs intervalles d'apyrexie.
Bronchite intermittente, coïncidant avec des accès fébriles.

R... Manuel, dix-huit ans, charretier, entre le 22 août, salle Pasteur n° 49 Rien de particulier à noter dans ses antecédents héréditaires ou personnels. Il a contracté la malaria, il y a un an et demi, en revenant de Laghouat; la fievre tomba au bout de huit ou dix jours, sous l'influence d'un traitement quinique.

L'invasion actuelle remonte à quinze jours. La fievre paraît avoir revêtu la forme tierce, d'apres les renseignements du malade; les accès étaient forts et présentaient les

---

[1] Ces observations ont également paru dans notre mémoire des *Archives generales de médecine* (mars-avril 1900).

trois stades classiques : frisson, chaleur, transpiration. A son entrée a l'hôpital de Mustapha, le malade est courbaturé, se plaint de douleurs lombaires et a une forte diarrhee. La palpation de la rate nous la montre un peu hypertrophiée et douloureuse a la pression. Le foie déborde les fausses côtes d'un travers de doigt, mais reste indolore.

Notre malade n'accuse ni bronchite, ni toux d'aucune

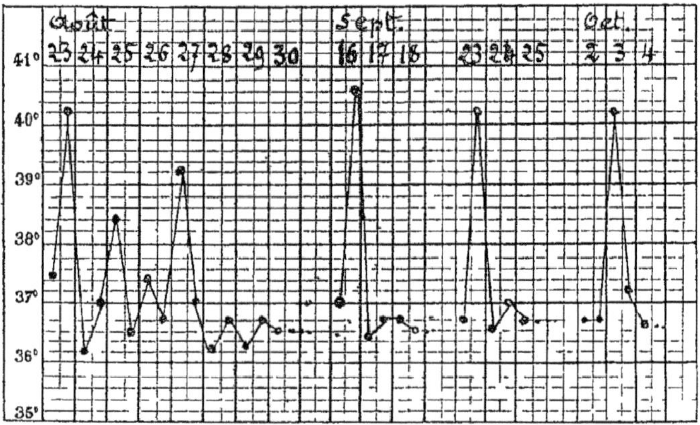

Obs. I. — Ro... Manuel. — *Bronchite intermittente.*

nature, antérieures à ses fievres. Depuis une quinzaine de jours, il tousse un peu, mais non continuellement. Nous l'auscultons le jour de son entrée: il avait eu un accès la veille encore, et nous trouvons des signes de bronchite aigue, a la période de congestion : sonorité normale partout, nombreux râles secs, sibilants et ronflants, disséminés dans les deux poumons. Dans l'apres-midi de ce dernier jour, un frisson intense le prit et le thermomètre monta jusqu'a 40°1. Les jours suivants, Manuel eut deux autres accès de moindre intensité, séparés chacun par un jour de repos. L'auscultation qui fut pratiquée les jours de fievre, donna les mêmes signes de bronchite, avec quelques râles sous-crépitants en plus. L'expectoration est rare, les crachats sont blancs, transparents.

29 août. — Le malade n'a pas eu de fièvre depuis deux jours ; il se sent mieux et dit ne plus tousser, et, en effet, nous constatons que tous signes de bronchite ont disparu.

Cet etat se maintient pendant quinze jours, et nous croyions notre homme guéri, quand on vint nous prévenir le 16 septembre au matin, qu'il était pris d'un violent frisson, accompagné de vomissements. Nous en profitâmes pour faire un examen microscopique du sang, au début de l'accès ; nous crûmes reconnaître les petites formes endo-globulaires de l'hématozoaire. telles que les a décrites Marchoux. Le lendemain matin, la rate était douloureuse et l'auscultation indiquait une respiration rude et sifflante, surtout aux deux bases ; c'était le début d'une nouvelle poussée congestive, qui, du reste, se borna à ces seuls symptômes. Le jour suivant, la fievre n'ayant pas fait de retour offensif, la respiration redevint normale.

Nous résumons la fin de cette observation, en disant qu'a deux autres reprises : le 23 septembre et le 2 octobre, il y eut une nouvelle et violente poussée fébrile, qui se tra-duisit chaque fois, du côté du poumon, par des signes très evidents et même intenses de bronchite, qui disparurent le lendemain ou le surlendemain. ·

5 octobre. — Le malade sortit, ne fournissant, à l'auscul-tation, pas trace de bronchite aigue ou chronique.

OBSERVATION II

Bronchite continue. persistant après l'accès.

D... Nicolas, vingt-six ans, journalier, entre le 16 septem-bre, salle Pasteur, lit n° 6. On ne signale dans ses antécé-dents aucune affection sérieuse ni durable des voies respi-ratoires. Venu de France en Algérie le 20 mars dernier, il travaillait depuis cette date dans la plaine de Mitidja, au lac Halloula. C'est là qu'il contracta les fievres. pour la pre-mière fois, le 10 août, et il eut pendant dix jours des accès

quotidiens. Le 2 septembre étant à Beni-Messous, de fortes
céphalées le reprennent, accompagnées de fièvre, mais sans
acces bien caractérisés : pas de frisson, ni de transpiratiou
abondante.

A son entrée à l'hôpital, il se plaint, outre ses maux de
tête, de douleurs lancinantes dans la nuque, sur les apo-
physes épineuses. Son teint est terreux, cachectique, subictérique. Il a une diarrhée bilieuse, intense, une anorexie

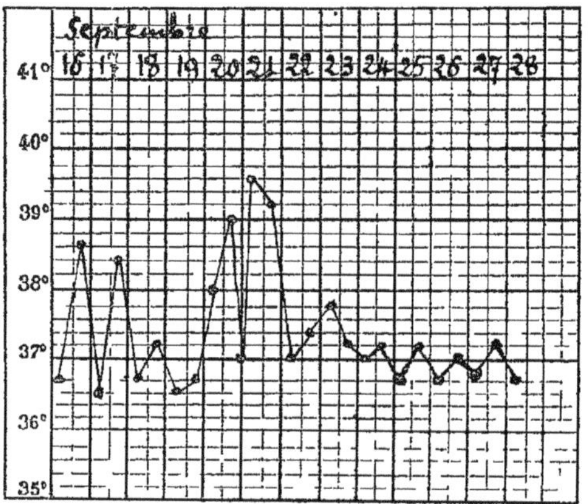

Obs II — D.. Nicolas. — *Bronchite continue.*

absolue. La rate déborde les côtes de deux travers de
doigt ; elle est sensible à la pression. Le foie est aussi un
peu douloureux et déborde les fausses côtes de trois travers
de doigt.

Le malade affirme avoir toussé et craché un peu, quand
il eut les fievres, pour la premiere fois, au lac Halloula. En
ce moment, il n'a ni toux, ni expectoration L'examen de
la poitrine ne révèle, en effet, aucun signe appréciable.

Les deux premiers jours ne furent marqués que par des
acces peu intenses (38°4), où le frisson faisait défaut. Mais
le 20 septembre, un grand accès s'établit avec toute la
solennité habituelle : long frisson, grande chaleur, sueurs

profuses. Le thermomètre atteignit 39°5. L'examen du sang révéla des formes jeunes, nettement pigmentées, de l'hématozoaire. La rate est grosse et douloureuse. Le malade se met à tousser beaucoup et à cracher Nous l'auscultons et nous entendons une respiration rude et sifflante, et des ronchus nombreux à la base gauche Les crachats ont les caractères de l'expectoration bronchique.

Le surlendemain, 22 septembre, la température tombe à 37 degrés; pas de fievre de toute la journée ; cependant l'auscultation nous fournit les mêmes signes avec la même intensité. Les 23 et 24 septembre la fièvre ne reparaît plus, mais la bronchite semble suivre son cours : le malade tousse davantage, surtout la nuit, expectore des crachats blancs, gélatineux. Les bases présentent de la submatité, et les râles sibilants s'y localisent volontiers. Des sous-crépitants apparaissent nombreux et disséminés. Tous ces signes stéthoscopiques eurent le maximum d'intensité le 25 septembre. A partir de ce jour, l'amélioration commença et évolua lentement. La respiration resta longtemps rude et sifflante. Enfin, le 5 octobre, l'auscultation ne dénotait plus de signes appréciables de bronchite.

OBSERVATION III

Bronchite à paroxysmes coincidant avec les accès fébriles.

B... Benjamin, trente ans, maçon, entre le 3 octobre, salle Laennec, lit n° 24. Il a été impaludé pour la première fois, il y a trois semaines, a Maison Carrée. Il n'eut alors que trois accès qui furent coupés par la quinine. Mais il y a quinze jours, la fièvre revint avec plus d'intensité, accompagnée de fortes céphalées. Quotidienne au début, elle perdit de la régularité à la suite de l'administration de quelques cachets de sulfate de quinine

A son entrée, notre malade a une rate grosse (deux

travers de doigt) et sensible à la pression. Le foie est également un peu hypertrophié et tuméfié. Interrogé sur ses antécédents pulmonaires, B... se souvient avoir toussé un peu durant ces deux hivers derniers, mais il ne toussait plus du tout au moment de l'invasion de la malaria. Il affirme très nettement que, dès les premiers accès, la toux qu'il a en ce moment, commença légère et sèche, puis s'accompagna bientôt de quelques crachats

Le jour de son entrée, il tousse beaucoup, par quintes, et l'expectoration, qui est abondante, a un aspect spumeux,

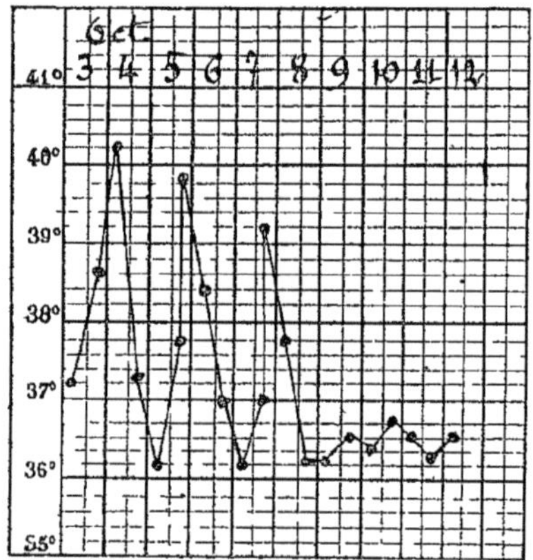

Obs III — B Benjamin — *Bronchite à paroxysme.*

légèrement teinté de jaune. L'auscultation nous révèle les signes suivants : en arrière des sibilances et des ronchus très nombreux, généralisés et prédominants dans tout le côté gauche. En avant, on perçoit les mêmes signes, moins intenses, et, aux deux sommets, un peu d'expiration prolongée. Ajoutons à cela que le malade se plaint de douleurs dans toute la poitrine, provoquées par les efforts de toux, et l'on aura tous les symptômes présentés le 4 octobre. lendemain de son entrée ; il avait eu, dans la nuit, un fort accès de fièvre et le matin, à 4 heures, le thermomètre marquait encore 40°1.

5 octobre. — Température tombée à 36°7 ; nous auscultons notre malade et nous avons la surprise de trouver disparus la plupart des grands symptômes de la veille. Cependant, dans la soirée et la nuit, Benjamin avait eu un nouvel accès et la toux avait été particulièrement fréquente et fatigante. Dans toute cette journée du 6 octobre et la nuit suivante, pas de fièvre ; aussi le lendemain matin n'entendons-nous plus aucune sibilance, seulement quelques sous-crépitants à la base gauche ; la toux et l'expectoration avaient sensiblement diminué. Nous croyions la guérison proche, quand, dans la soirée, survint un nouvel et troisième accès, malgré l'absorption de 1 gr. 1/2 de chlorhydrate de quinine. La toux reprit de plus belle et l'examen de la poitrine nous prouva que la lésion avait recouvré toute son intensité ; les râles sibilants et muqueux étaient nombreux et généralisés.

A partir de ce jour, sous l'influence d'un traitement quinique persistant, la fièvre ne reparut plus, et disparurent avec elle ces paroxysmes de la bronchite. Le 10 octobre, le malade n'ayant pas eu d'accès depuis trois jours, tousse encore un peu, mais il ne reste des signes stéthoscopiques qu'un peu de rudesse et de rares sibilances.

De la lecture de ces trois observations détaillées et de celles qui sont résumées à la fin de ce travail, il résulte clairement que la symptomatologie de la bronchite d'origine paludéenne est très variable.

Le plus souvent, ainsi qu'on peut s'en rendre compte en parcourant les 104 observations résumées, les symptômes sont de faible intensité. L'auscultation révèle des râles sibilants disséminés, quelques ronflants et parfois de rares sous-crépitants aux deux temps de la respiration, Dans ces cas bénins, l'absence de signes fonctionnels est presque la règle ; ni toux, ni expectoration. C'est tout au plus si une légère dyspnée, que le malade attribue au frisson, vient signaler l'état de congestion des bronches. Dès lors, il est aisé de comprendre comment il se fait que ces lésions presque constantes aient passé inaperçues à l'attention de tant d'observateurs. Nous avons dû, pour nous en rendre compte, ausculter méthodiquement et de parti pris tous les paludéens en accès, et nous avons été les premiers surpris de l'extrême fréquence de ces symptômes.

Cette bronchite, que l'on pourrait appeler symptomatique de l'accès, est aussi fugitive qu'elle est légère : elle naît avec le frisson, s'atténue pendant le stade de chaleur et disparaît complètement avec lui. Du reste. nous ne faisons là que confirmer les observations des anciens pyrétologues, tels que Broussais, Maillot, Griesinger, etc.

A côté de ces lésions bénignes et qui passent souvent sans être diagnostiquées, on en trouve d'autres plus facilement décelables. Le malade lui-même s'en plaint ; il tousse, et surtout la nuit et le matin, toux d'irritation, sèche et quinteuse, fatigante. Ou bien, il crache un peu, quelques mucosités transparentes, gélatineuses, qui n'ont rien d'alarmant et qui durent peu.

Enfin, il n'est pas rare de rencontrer des symptômes beaucoup plus sérieux et qui attirent immédiatement l'attention. Le malade a, depuis le frisson initial, une dyspnée intense, permanente ; il tousse constamment, se plaint de douleurs intercostales et diaphragmatiques provoquées par les efforts de toux. On l'ausculte, et on entend comme une fanfare de râles sibilants, muqueux et sous-crépitants. L'expectoration est abondante, les crachats épais, opaques, verdâtres; c'est un véritable catarrhe. Alors, tombant dans l'excès contraire, on serait tenté de voir dans ces symptômes bronchiques une affection primitive et indépendante de la malaria, si l'amélioration prochaine et subite ne venait bien vite détourner l'attention du médecin.

Il est cependant des cas, rares ceux-là, dans lesquels la disparition des signes bronchiques n'a ni cette soudaineté, ni cette rapidité, quelle que soit, du reste, leur intensité. Il s'agit ou bien de paludéens dont les accès sont fréquents et n'ont pas encore été traités par la quinine, ou bien ce sont des individus cachectisés de longue date, chez lesquels la bronchite est désormais installée a l'état chronique et se complique parfois d'œdème pulmonaire. Mais, de même que nous n'envisageons, dans ce travail, que les accidents aigus de l'appareil respiratoire, de même nous laissons à dessein de côté les cas où la cachexie palustre vient compliquer le tableau clinique. Grasset a fait de ces manifestations chroniques une étude très complète à laquelle il n'est rien à ajouter.

Nous avons classé nos observations sous les étiquettes de : bronchite intermittente, bronchite continue, bronchite à paroxysmes; il nous faut justifier ces appellations.

La bronchite paludéenne peut-elle affecter la forme intermittente? Boisseau, Broussais, Laennec, Roche, Mongellaz, Gintrac l'admettent sans hésiter. D'autres auteurs non moins autorisés, tels qu'Andral, Chomel, Blache, sans la rejeter, se contentent de n'en pas parler. Mais, depuis ces classiques, de nombreuses observations sont venues se grouper pour attester l'existence de cette forme clinique. Qu'il suffise de rappeler, s'ajoutant aux nôtres, les exemples de Mongellaz, Laennec, Bougard de Bruxelles, Alibert, Baumes, Liegey, Grœser. La thèse de Grasset en fournit également deux cas bien typiques et tout semblables à nos observations.

Est-ce à dire que cette bronchite intermittente constitue une forme larvée de la malaria ? La bénignité ordinaire de ses symptômes, son extrême fugacité ne permettent guère de lui accorder cette dénomination. Sous le « masque » des accidents bronchiques, si violents soient-ils, la fièvre apparaît encore avec ses caractères francs et entiers, et tient toujours le premier rôle, de sorte qu'il n'est guère possible que le diagnostic s'égare.

Certains auteurs, Griesinger en particulier, parlent de bronchites venant de compliquer la fièvre intermittente, à titre d'endémie ou d'épidémie concomitantes, telles que la grippe et les bronchites dues aux saisons pluvieuses et froides. Il est bien évident que, dans ces cas, le paludisme n'a joué qu'un rôle de cause occasionnelle dans l'établissement de la phlegmasie locale, qui évolue à son tour et pour son propre compte; aussi ne revêt-elle jamais ce caractère périodique et paroxystique, que nous avons constaté dans la bronchite paludéenne.

Sans entrer, pour l'instant, dans la recherche du phénomène pathogénique qui produit ces bronchites, nous pouvons continuer d'admettre qu'elles sont dues à la congestion viscérale, qui est le propre de la fièvre paludéenne ; on comprendra aisément que l'accès cessant, la congestion bronchique disparaisse avec la même soudaineté : *sublatâ causâ*, *tollitur effectus ;* mais si les accès se répètent sans intervalles suffisants pour permettre cette régression du flux congestif, si surtout à cet élément hyperémique vient s'ajouter un élément phlegmasique, quel qu'il soit, l'intermittence sera moins nette et même n'existera plus ; il y aura continuité, ou au moins rémittence dans les symptômes bronchiques. Si un accès produit une congestion bronchique, plusieurs accès produiront une bronchite et plus tard, si le poison continue son action, une bronchite chronique.

Ainsi la bronchite paludéenne est ordinairement intermittente, ou rémittente ; elle est tout au moins très capricieuse dans sa marche comme dans son intensité. On peut poser ce principe général, que chaque accès fébrile produit une recrudescence dans les symptômes bronchiques. Si parfois ils paraissent conserver une allure paisible, sans paroxysmes bien marqués, c'est qu'on a affaire à une lésion chronique, sourde et peu irritable ; et encore M. Grasset qui décrit longuement ces états chroniques, prétend-il qu'il s'y greffe souvent, aux jours de fièvre, des poussées de bronchite aiguë plus ou moins durables.

Donc, intensité très variable dans ses symptômes, intermittence en quelque sorte rythmique dans sa marche, tels sont les caractères cliniques de la bronchite paludéenne.

Il nous reste un dernier point intéressant à signaler
dans cette étude clinique des bronchites d'origine paludéennes. Dans notre statistique du trimestre de 1900,
nous avons pu constater que les signes stéthoscoqiques
n'étaient pas toujours disséminées au hasard à travers
toute la poitrine. Nos observations, si résumées soient-
elles, relatent certaines localisations très fréquentes des
râles sibilants, ronflants et sous crépitants. Ces régions
, plus souvent atteintes sont les bases des poumons. Notre
statistique comporte 25 cas, sur 96 où les râles étaient
nettement prédominants aux bases. La base gauche
était plus fréquemment atteinte que la droite, et nous
avons cru voir là un rapport presque constant avec l'état
de la rate et du foie ; et en effet, dans chacun de ces
cas, ces organes splanchniques étaient particulièrement
tuméfiés. Sur 19 cas de localisations à la base gauche,
la rate seule était hypertrophiée et douloureuse : dans
trois cas de localisations à la base droite, le foie était
plus gros et sensible à la pression.

CHAPITRE II

ÉTUDE CLINIQUE
DES CONGESTIONS PULMONAIRES
AIGUËS PALUDÉENNES

Si l'etude des lésions bronchiques dans la malaria nous a paru avoir été jusqu'alors négligée, nous sommes loin d'en pouvoir dire autant de celle des lésions du parenchyme pulmonaire. La littérature médicale, en effet, regorge de publications concernant les manifestations pulmonaires du paludisme. Sous les noms les plus variés, tous les cliniciens, qui ont eu occasion d'étudier la malaria, ont décrit des états cliniques différents, que rien ne semble relier entre eux; et sous ce nombre toujours croissant d'épithètes nouvelles dont on les décore, sous prétexte de les classer, la confusion augmente chaque jour.

C'est ainsi qu'il existe : des pneumonies intermittente s paludéennes, des fièvres rémittentes pneumoniques, des intermittentes accompagnées pneumoniques, des pernicieuses catarrhales, pneumoniques. hémoptoïques ; et suivant le siège de la lésion : des pneumopaludismes du sommet, de la base, des pseudo-tuberculoses paludéennes, etc. Quelques-uns voulant tout simplifier, n'emploient qu'une dénomination, la pneumonie paludéenne, mais il ne faut pas se laisser prendre à cette apparente simplicité.

Nous verrons, au cours de cette étude, que la confusion et l'obscurité reposent principalement sur un abus de langage. Actuellement on définit la pneumonie : une maladie infectieuse, dont la localisation pulmonaire, primitive, est une inflammation causée par un microbe spécifique ; cliniquement elle revêt un caractère régulièrement cyclique, dans lequel, depuis Lænnec, on a l'habitude de voir trois stades reconnaissables chacun par leur symptômes.

Or, ces signes physiques et fonctionnels traduisent, en réalité, deux états pathologiques bien différents : la congestion et l'inflammation du poumon. Dans la pneumonie fibrineuse classique, ces deux états se trouvent intimément mêlés, à tel point qu'il est souvent difficile de faire la part symptomatique de l'un et de l'autre, et le microscope est seule juge infaillible pour séparer l'inflammation pneumococcienne de la congestion pulmonaire banale. On pardonne donc à nos anciens maîtres, cliniciens éminents, de n'avoir pas toujours fait la part exacte, dans les manifestations pulmonaires de la malaria, de ce qui est hyperémie et de ce qui est phlegmasie. Il faut du reste, rendre justice à un certain nombre d'entre eux : Maillot, Andral, les auteurs du Compendium, Woillez, et surtout Jaccoud, qui se sont efforcés de séparer ces deux processus si différents dans leur nature et dans leur pronostic.

Ils ont nié l'existence, au point de vue clinique, de la pneumonie paludéenne dite intermittente, admise, cependant, par Frank, Arloing, Lænnec, Grisolle,

Constant, Griesinger, etc. Ils ont montré que dans toutes les observations rapportées par ces auteurs, les symptômes ne dépassent pas la période d'engouement et par conséquent c'est : congestion, fluxion intermittente, qu'il faut dire et non pas pneumonie. C'est a cette même conclusion qu'ont abouti les travaux d'Armaingault, Cornibert, Estrade, Kelsch et Kiener, Ch. Duba.

Si l'on part du principe que nous avons admis pour les manifestations bronchiques, savori que les lésions pulmonaires, comme les autres lésions viscérales, dépendent d'un processus congestif dû à l'intoxication palustre, on devra s'attendre à trouver au début, comme du côté des bronches, des symptômes de congestion bénigne atténuée ; congestion qui, à mesure qu'elle variera dans son intensité, variera dans ses symptômes. Mais, à ce premier stade, la congestion du parenchyme pulmonaire passe plus facilement inaperçue que celle des voies respiratoires, surtout quand elle ne s'accompagne pas d'hyperémié des bronches; tandis que celle-ci se traduit bientôt par des râles crépitants dont la sonorité frappe toujours l'oreille, le tissu pulmonaire hyperemié ne donne souvent pour tous signes fonctionnels et physiques, qu'un peu de dyspnée, si la congestion est généralisée, et à la percussion, une bien légère submatité, une simple différence de tonalité. Bien souvent, dans nos examens stéthoscopiques des paludéens, notre attention a été mise en éveil par une légère obscurité du son, principalement aux bases ; et ce n'est qu'en suivant ces malades à chaque accès, que nous avons vu, la lésion augmentant d'intensité. apparaître d'autres signes non douteux de congestion : tels qu'une matité plus sensible, une diminution du murmure vésiculaire ou bien une respiration rude et déjà soufflante. Parfois s'arrêtait là le processus congestif ; et nous avons pu nous convaincre que les congestions de ce genre sont très nombreuses dans le paludisme.

D'autres fois, soit que le flux hyperémique s'étendît à tout le poumon, soit qu'il se localisât à une partie restreinte, le tissu pulmonaire prenait de la consistance et devenait plus dense. C'est le stade de l'induration, qui se traduit par des signes assez caractéristiques : submatité, exagération du murmure vésiculaire, expiration prolongée et soufflante. Nous présenterons plusieurs exemples de congestions à ce stade.

Enfin le dernier degré d'hyperémie, dont est susceptible le parenchyme pulmonaire, c'est l'hépatisation, cette congestion intense que l'on rencontre dans la seconde période de la pneumonie classique, et qui transforme le tissu spongieux, qu'est le poumon, en un bloc solide et résistant. Les signes qui traduisent cet état sont, on le sait, une matité franche, une exagération, d'abord dans la transmission du murmure respiratoire que l'on perçoit sous l'aspect d'un souffle rude, tubaire, puis dans le retentissement vocal (bronchophonie) et dans les vibrations sonores. Que l'on ajoute à ces symptômes deux éléments mi-hyper-émiques, mi-phlegmasiques, le râle crépitant et l'expectoration rouillée, et l'on aura le tableau complet de la pneumonie.

La congestion au stade d'induration est celle que nous avons rencontrée le plus souvent dans les examens attentifs de nos malades ; c'est celle cependant qui est le plus fréquemment méconnue, parce qu'elle n'est, bien souvent, dénoncée par aucun signe subjectif : ni douleur, ni toux, ni expectoration et que la submatité et les faibles modifications du murmure respiratoire passent inaperçues, à qui ne les cherche par attentivement.

Ces fluxions pulmonaires. de même que les bronchites qui accompagnent l'accès paludéen, présentent bien souvent un caractère qui est propre au paludisme, c'est l'intermittence dans l'apparition des symptômes. Or, si l'on conteste, à juste titre, cette marche intermittente à la pneumonie vraie, même celle qui peut survenir comme complication de la malaria, il n'est pas impossible que la fluxion pulmonaire paludéenne puisse revêtir cet aspect caractéristique. Nous n'avons pas eu l'occasion d'en observer personnellement des exemples, mais les observations qui attestent son existence sont nombreuses. Il nous suffit de rappeler, comme preuves et comme types, les cas analysés par Maillot, Gintrac, Weinberger, Jaccoud, Armaingault, Grasset, etc.

Dans ses *Cliniques de la Pitie* (1884-1885), Jaccoud raconte en détails l'histoire d'une malade qui eut cinq accès de fièvre revêtant le type quarte. De ces différents accès fébriles, le premier et le quatrième seulement s'accompagnèrent de fluxion pulmonaire aiguë, qui disparut complètement dans l'apyrexie. Les signes stéthoscopiques observés étaient les suivants : obscurité du son, sans augmentation des vibrations vocales, râles crépitants, crachats visqueux, rouillés, pas de souffle tubaire. Ajoutons qu'à chaque fois la lésion changea de siège et passa d'un poumon à l'autre.

Nous avons déjà dit que Jaccoud avait refusé à ce complexus symptomatique l'appellation de pneumonie intermittente, et il affirme qu'il n'y eut jamais adjonction d'un élément inflammatoire. L'intermittence des symptômes thoraciques s'explique par ce fait, dit-il, que « le processus n'a pas dépassé le degré de simple fluxion ; il n'y a pas eu solidification du tissu, en d'autres termes, pas d'hépatisation ; et la congestion résultant du paroxysme fébrile une fois dissipé, le tissu est rendu d'emblée à ses conditions normales, sans qu'il fût besoin d'un travail intermédiaire de liquéfaction et d'élimination. Lorsqu'au contraire la lésion du poumon va jusqu'à l'hépatisation, la restitution *ad integrum* dans l'intervalle des accès n'est pas possible, parce que les modifications produites dans le poumon ne sont pas susceptibles d'une réparation immédiate ».

Aussi l'éminent clinicien, se basant sur ces données anatomo-pathologiques, distingue-t-il deux variétés de congestions pulmonaires paludéennes.

Dans la première, la lésion ne dépasse pas la fluxion ; elle est véritablement intermittente, et s'efface complètement à la fin de l'accès ; la défervescence fébrile se trouve être seulement un peu retardée par cette manifestation locale.

Dans la seconde variété, la lésion arrive jusqu'à l'hépatisation rouge ; il y a réellement bloc pneumonique, mais alors les signes stéthoscopiques ne disparaissent plus dans l'apyrexie. Le processus local est continu et la fièvre affecte un caractère rémittent.

A défaut d'observations inédites, comme exemples de cette seconde variété de congestion, que nous rapprocherons des bronchites continues et à paroxysmes symptomatiques, nous voulons rappeler une observation de Maillot, intéressante du fait que, dans trois accès consécutifs, le processus morbide s'est présenté sous trois phases distinctes et progressivement ascendantes, de congestion, de splénisation ou d'induration, d'hépatisation.

Voici l'observation résumée :

Observation XXIV

Maillot, *Traité des fièvres intermittentes*, p. 136.

B..., soldat de la Légion étrangère, a eu plusieurs récidives de fièvres intermittentes depuis son séjour en Afrique. Il entre à l'hôpital d'Alger le 25 janvier 1833, au cinquième jour d'une fièvre tierce, ayant fait environ 2 lieues à pied, exposé à une pluie très froide.

A ce moment, il se plaint d'une douleur fort vive étendue à tout le côté gauche et gênant les mouvements respiratoires; il a de fréquents accès de toux, mais sans expectoration.

25 janvier. — Au soir, accès de fièvre qui s'accompagne d'expectoration sanguinolente. Le lendemain matin, la douleur est toujours très vive dans le côté; les crachats restent striés de sang, la fièvre continue et l'on constate la présence de râles crépitants.

Le matin du 27, peu de fièvre, douleur thoracique obscure, plus de crachats sanguinolents; les râles crépitants ont diminué en nombre et en étendue. L'amélioration se soutient pendant toute la journée.

28 janvier. — Dans la matinée, survient un violent accès accompagné et suivi de douleur pleurétique fort vive, de râles crépitants et d'expectoration sanguinolente.

A partir de cette date, la quinine instituée prévint tout nouvel accès et les accidents pulmonaires disparurent promptement.

« On peut, dans cette observation, dit Maillot lui-même, saisir avec la plus grande facilité la marche que suivent les congestions viscérales sanguines, qui accompagnent les accès. On voit de la manière la plus évidente que leur gravité devient d'autant plus prononcée que ceux-ci se répètent plus souvent. Ainsi, dans ce cas, on ne remarque au premier accès qu'une douleur pleurétique ; le second est accompagné de crachats sanguinolents et laisse à sa suite une vive douleur dans le thorax, avec une gêne extrême de la respiration ; le troisième et le quatrième, enfin, présentent les symptômes d'une véritable pneumonie aiguë. »

On pourrait, à la suite de cette observation, citer celles de Rouxeau[1], de Constant[2], de Saillard[3] et bien d'autres qui ont été classées parmi les pneumonies intermittentes, et qui ne sont que des congestions dont les symptômes présentent une marche rémittente, mais graduellement ascendante.

Après avoir rapporté une observation de ce genre, le

---

[1] Rouxeau, *Journ. de la Soc. acad. de la Loire-Inf.*, p. 168.
[2] Constant, *Bull. de thérap.*, t. XLII, p. 481.
[3] Saillard, th. Paris, 1860. Observ. II.

professeur El. Gintrac s'écrie : « Si dans le cours d'une même maladie sur un individu isolé ces états ont pu être distingués, à quelle diversité ne doit-on pas s'attendre chez des sujets différents, dans des conditions diverses de causes, de temps et de lieux! » Cette extrême variété dans la gravité des symptômes et dans la marche du processus constitue, en effet, la caractéristique des congestions pulmonaires paludéennes.

Il nous reste un point important à signaler pour compléter cette étude clinique, c'est la *topographie* de ces lésions congestives. Ce serait une erreur de croire que les signes stéthoscopiques se trouvent localisés au hasard, en un point quelconque du poumon. Notons d'abord la rareté des congestions généralisées aux deux poumons, et même à un poumon tout entier. En général, l'hyperémie se cantonne en un lobe ou en une portion d'un lobe pulmonaire, c'est ce que démontrent assez mal la percussion et l'auscultation, mais ce qu'ont prouvé bien nettement les autopsies et, en particulier, celles que mentionne Woillez.

La localisation la plus commune et celle que nous avons constatée le plus souvent, est la localisation aux bases. C'est un fait du reste assez constant que la congestion pulmonaire qui accompagne tout mouvement fébrile se porte de préférence sur les bases. Faut-il chercher à cette prédominance une raison anatomique ou pathologique? C'est ce que la pathogénie essaiera de nous expliquer. Grall avait noté la fréquence des localisations aux bases, aussi bien pour les symptômes bronchiques que pour les signes pulmonaires; nous verrons qu'il fait jouer un rôle important à la périsplénite et à la périhépatite. Quoi qu'il en soit, il n'est pas de médiocre importance, pour les déceler plus facilement, de savoir où ces lésions siègent, le plus et le mieux.

Une autre localisation plus rare, mais plus intéressante, est celle des sommets. Grall l'avait déjà signalée à l'attention des cliniciens, et l'avait qualifiée, à cause de la confusion qu'elle pouvait faire naître, de pseudo-tuberculose du sommet. Duba observa des cas analogues et qui simulaient la tuberculose à la perfection.

Mais c'est surtout à M. de Brun de Beyrouth que revient le mérite d'avoir dégagé cliniquement ce type de congestion pulmonaire particulière à la malaria et qu'il appelle pneumo-paludisme du sommet. « Ce que l'on ignorait, dit-il, c'est que l'impaludisme chronique, dépossédant la tuberculose d'un privilège qu'on croyait 'apanage exclusif de cette dernière, partage avec elle le droit de frapper presque exclusivement le sommet. »

Cette affirmation repose sur un grand nombre d'observations qui ont permis à l'auteur de dresser une symptomatologie très serrée et très complète : « Un malade, paludéen avéré, porteur d'une rate énorme et d'un foie notablement hypertrophié, présentant l'anémie et la mélanodermie caractéristiques de l'impaludisme chronique, vient vous consulter pour l'ensemble de ces manifestations malariennes, se plaignant parfois de tousser, surtout pendant les accès de fièvre. On l'ausculte et l'on constate, au niveau de l'un ou des deux sommets, les signes incontestables d'une condensation pulmonaire. A moins de bronchite concomitante, le reste du poumon est indemne, et l'on ne perçoit au niveau du sommet aucun râle, aucun bruit adventice. Si l'on administre la quinine, on peut remarquer qu'au bout de quelques jours et quelquefois même dès le lendemain, les phénomènes d'auscultation se sont amendés ou ont à peu près disparu, tandis que, dans des variétés plus intenses, ils vont, ou bien durer indéfiniment, ou bien persister un certain nombre de semaines, s'atténuant peu à peu, en même temps que les autres symptômes de l'impaludisme chronique. »

Ce tableau clinique, qu'on nous pardonnera d'avoir cité tout au long, ne diffère de celui que nous avons donné de la congestion paludéenne que par la localisation de ses signes au sommet du poumon. De Brun aussi avait remarqué la bénignité habituelle de ces symptômes et leur fugacité, et ces deux caractères sont en rapport direct l'un à l'autre.

Avant d'entrer dans une discussion plus intime sur la valeur de cette forme de congestion, nous voulons présenter deux cas observés par nous et qui nous ont paru se rapprocher beaucoup des observations du professeur de Beyrouth.

Observation I

Pneumo-paludisme du sommet gauche, puis du sommet droit, et à nouveau du sommet gauche. — Guérison rapide.

M.... Elisa, vingt-trois ans, entre le 3 septembre, salle Cl. Bernard, n° 36. Elle a contracté les fièvres paludéennes pour la première fois aux environs de Blidah, il y a un mois. Le début fut brusque, avec les trois stades classiques et des transpirations profuses. A son entrée, la rate est grosse, dépassant les fausses côtes d'environ trois travers de doigt, et elle est douloureuse à la pression. Le foie est également un peu gros. Notons encore une teinte subictérique de la sclérotique, une diarrhée bilieuse et des vomissements verts.

Elle tousse un peu, mais seulement depuis le début de la fièvre : il s'agit d'une toux sèche et rare. Légère dyspnée.

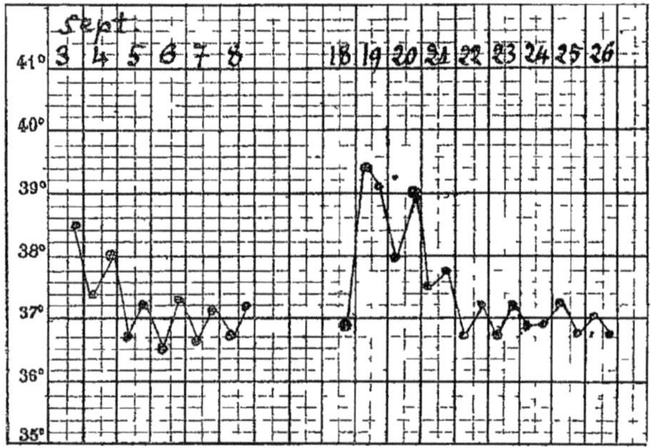

Obs I. — M Elisa — *Pneumopaludisme du Sommet*

L'auscultation nous révèle en arrière, dans la fosse susépineuse gauche, une légère submatité avec une expiration prolongée et très soufflante, il y a même un véritable souffle tubaire. En avant et au même niveau, rudesse respiratoire.

Les deux premiers jours, fièvre légère, mais le thermomètre ne dépasse pas 38°2. A la suite d'un traitement quinique de trois jours, la température se maintint au-dessous de 37 degrés jusqu'au 18 septembre inclusivement, c'est-à-dire pendant quatorze jours. Le 18 septembre, la malade ne toussait plus, et les signes du sommet gauche avaient disparu.

Or, le 19 septembre au matin, E. M. fut prise d'un violent frisson et le thermomètre atteignit brusquement 39°5. Aussitôt et pendant l'accès même la toux réapparut, seche et quinteuse. A l'auscultation, respiration bronchique des deux côtés avec prédominance aux deux sommets. Dans toute l'après-midi, la température se maintient élevée : transpirations abondantes et vomissements achevèrent de caractériser l'accès. A ce moment, l'examen du sang nous montre des corps sphériques sans pigment.

20 septembre. — Le lendemain à la même heure, nouveau frisson et nouvel accès. L'auscultation, outre les râles sibilants et ronflants de la bronchite, nous révèle une submatité bien nette au sommet droit, avec exagération des vibrations et souffle tubaire. A gauche, pas autre chose que de la rudesse respiratoire.

21 septembre. — L'accès ne reparaît pas ; toux légère accompagnée d'un peu d'expectoration muqueuse. La malade se plaint en outre d'une douleur sourde siégeant sous la clavicule gauche. A l'auscultation, on constate que les signes d'induration qui, la veille, étaient localisés au sommet droit semblent s'être transportés au côté opposé. Il y avait, en effet, au sommet gauche, une matité assez nette dans la fosse sus-épineuse, la même que nous avions constatée à l'entrée à l'hôpital. Souffle expiratoire, bronchophonie, exagération des vibrations.

22 septembre. — Plus de fièvre, alors que la veille elle persistait, très peu intense, il est vrai. Les signes du sommet toujours perceptibles sont moins nets.

23 et 24 septembre — État stationnaire.

25 septembre, — Disparition de la matité et du souffle.

27 septembre. — La malade sort. Elle est guérie complètement, ne présentant rien de suspect du côté des poumons et ne toussant plus : la rate est normale.

Observation II

Pneumo-paludisme du sommet droit.
Guérison graduelle.

R. A., trente-sept ans, journalier, entre, le 6 octobre,
salle Pasteur, n° 41. Il raconte avoir eu, il y a dix-huit ans,
un accès unique de paludisme. Mais récemment il fut
impaludé de nouveau à l'Oued el-Alleug. Pendant quinze à

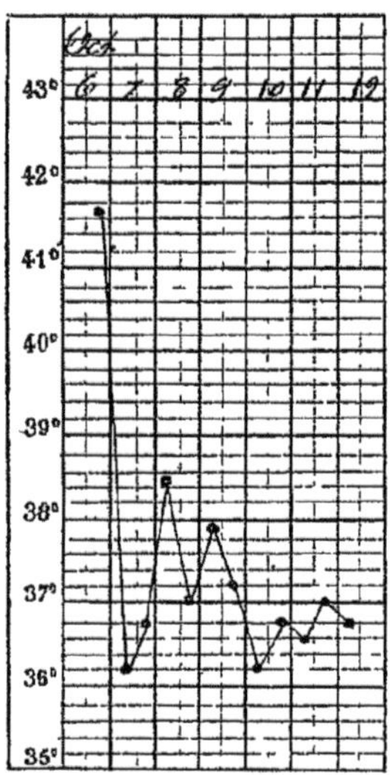

Obs. II.— R Auguste — *Pneumopaludisme du Sommet*

seize jours, il fut sujet à des accès quotidiens qui l'obli-
gèrent à entrer à l'hôpital.

La rate est grosse, dépassant de un travers de doigt le
rebord des fausses côtes, non douloureuse. Le foie beaucoup
plus volumineux dépasse de trois travers de doigt.

A l'auscultation, rien au poumon ni au cœur. Ni toux, ni
expectoration.

7 octobre. — La veille, très violent accès de fièvre. Le matin apyrexie. Au sommet du poumon droit, légère submatité en arrière (fosse sus-épineuse), et au même niveau, exagération des vibrations. Souffle expiratoire. Dans le reste des poumons, rien de particulier.

8 octobre. — Apyrexie : les signes d'induration pulmonaire persistent.

9 octobre. — Nouvel accès de fièvre. La congestion du sommet droit s'accentue un peu, mais reste toujours localisée, les signes précédents étant plus nets.

10 octobre. — Petit accès, atténuation des signes de congestion pulmonaire.

Depuis ce jour, apyrexie constante. La matité au sommet droit disparaît bientôt : les autres signes stéthoscopiques disparaissent également peu après.

17 octobre. — On ne perçoit plus rien d'anormal dans les poumons : le foie et la rate ont repris leurs dimensions normales sous l'influence de la quinine et le malade sort guéri le 21 octobre.

Ces deux observations confirment en partie les idées de M. de Brun, principalement pour ce qui est de la symptomatologie. Il s'agit, de part et d'autre, de congestion, d'induration, comme il le dit plus justement, se localisant aux sommets pulmonaires. Le processus est bénin, puisqu'il ne va pas jusqu'à l'exsudation : la toux est sèche et l'on ne perçoit pas de râles sous-crépitants ; l'hyperémie du parenchyme est cependant suffisamment intense pour se traduire, à la palpation par de l'exagération des vibrations sonores, à la percussion par une matité variable et, à l'auscultation par un souffle expiratoire à peu près constant et à timbre tubaire.

C'est, en somme, le tableau symptomatique que nous avons dressé des congestions pulmonaires paludéennes, mais se localisant plus fréquemment à la base. De Brun, cependant, prétend faire des cas qu'il présente une forme congestive bien spéciale et reconnaissant même un processus pathologique différent de celui des indurations de la base. Contentons-nous, pour le moment, de constater qu'à part son siège elle n'en diffère guère cliniquement. Il n'est pas jusqu'au caractère fugace, intermittent, paroxystique qu'elle ne revête fréquemment, de l'aveu même du professeur de Beyrouth. Il rapporte « un certain nombre de faits, où les phénomènes stéthoscopiques se manifestèrent seulement pendant l'accès de fièvre (au moment où se produisent les fluxions du foie et de la rate), pour disparaître complètement pendant la période d'ayprexie (*loc. cit.,* p. 934) ». Il ajoute, à propos des formes dites associées (p. 950) que ces congestions s'accompagnent assez souvent de bronchite et qu'alors les signes stéthoscopiques se trouvent modifiés ou du moins compliqués : « On perçoit, en différents points de la poitrine, des râles ronflants, sibilants et sous-crépitants », et l'on conçoit que ces râles humides, simulant les gargouillements, puissent en imposer pour une lésion tuberculeuse du sommet. Or, dans les congestions de la base, on observe aussi cette coexistence fréquente de la bronchite, et c'est peut-être cet élément surajouté, bien que de même nature, qui a fait prendre de vulgaires fluxions pulmonaires pour de véritables pneumonies.

Enfin, il est un dernier point qui semble ressortir de notre première observation et qui contribuera encore à unifier les congestions de la base et du sommet ; c'est la facilité et la rapidité remarquables avec lesquelles cette lésion hyperémique est susceptible de changer de place, de passer même d'un poumon à l'autre. Notre observation I le prouverait pour ce qui concerne les indurations du sommet ; l'observation de Jaccoud, que nous avons rappelée ci-dessus, en serait une preuve pour les congestions de la base.

Nous ne voudrions cependant pas être accusé d'enlever à M. de Brun son mérite incontestable, qui fut d'attirer l'attention sur ces congestions pulmonaires, dont le siège est loin d'être banal, et de mettre en garde contre la confusion possible, et préjudiciable au point de vue curatif, avec une tuberculose au debut. Cette confusion est d'autant plus possible, dans les observations de de Brun, que l'état général de ses malades a été fortement affaibli, cachectisé, par les attaques répétées de l'intoxication palustre. Or, nos observations personnelles présentent cette particularité, que l'intoxication était chez nos deux malades toute récente; dans le premier cas, l'invasion remontait à un mois seulement, et n'avait été suivie que de rares accès ; qnant au second malade, il avait eu, il est vrai, une première fois les fièvres dix-huit ans auparavant, mais, comme depuis ce temps, il s'était bien porté, l'état actuel provenait sans nul doute d'une réinfection récente. Il n'est donc pas nécessaire de faire intervenir, dans l'étiologie du pneumo-paludisme l'élément : chronicité, cachexie ; la congestion pulmonaire paludéenne peut, ce nous semble, se localiser, même dès la première invasion des fièvres, aux sommets pulmonaires, et c'est encore un point commun avec les congestions de la base.

CHAPITRE III

ÉTUDE CLINIQUE DES PNEUMONIES AIGUËS PALUDÉENNES.

Nous avons vu, à propos de fluxions pulmonaires d'origine paludéenne, que malgré les nombreux travaux parus sur ce sujet, la lumière et l'entente étaient loin d'être faites. Woillez, dans son *Traité clinique des maladies des voies respiratoires*, constatait déjà, en 1872. cet état de choses, et proposait un moyen de se mettre d'accord. «Si l'obscurité et la confusion règnent dans cette question, dit-il, c'est qu'on a confondu souvent la congestion avec l'inflammation pulmonaire. » Mais après lui cette tendance séparatiste ne fut généralement pas suivie, malgré les progrès de la clinique et de la microbiologie. Grisolle, Griesinger, Rouxeau, Armaingault, Grasset assimilent complètement la fluxion à la pneumonie. Maillot, Laënnec, Marcé, Catteloup, Cornibert et Jaccoud tentent assez timidement d'établir une distinction entre les affections congestives, ordinairement bénignes et les affections phlegmasiques presque toujours graves, qui surviennent à titre de complications. Mais cette barrière purement clinique resta trop facilement franchissable, jusqu'au jour, où furent découverts la nature et l'agent causal de la pneumonie. Cependant l'on voit encore MM. Kelsch et Kiener, dans leurs savantes recherches sur les maladies des pays chauds, classer les congestions pulmonaires paludéennes parmi les pneumonies aiguës ; il est vrai qu'ils ajoutent en note la restriction suivante : « Ces congestions ne sauraient être identifiées avec les lésions de la pneumonie, même lorsque, par leur répétition à intervalles rapprochés, elles aboutissent à l'engouement du parenchyme Ce serait confondre au nom de la lésion des processus absolument distinctes dans leur nature. » Il est donc grandement temps d'établir une séparation définitive, au point de vue aussi bien clinique qu'anatomique et étiologique, entre les lésions purement hypérémiques et celles dans lesquelles intervient un élément phleg · masique, c'est à dire microbien.

Nous voulons parler, dans ce chapitre, de la pneumonie survenant comme complication de la malaria. A part les divergences d'opinions que nous venons de signaler, cette question a été fort bien traitée par les auteurs de la fin du siècle dernier et en particulier par les médecins de l'Algérie et de l'Inde. C'est, en effet, dans les pays intertropicaux que la pneumonie vient avec le plus de fréquence et le plus de gravité compliquer les fièvres paludéennes. Les professeurs Grisolle et Colin sont à peu près les seuls à contester la fréquence de cette complication pulmonaire. MM. Broussais, Catteloup, Morehead, Frison, Kelsch et Kiener, Hadji-Costa, Davidson, etc, sont des témoins autorisés pour affirmer le contraire.

« Pour embrasser cette question dans son ensemble,

écrivent MM. Kelsch et Kiener, il est nécessaire d'examiner la phlegmasie pulmonaire dans ses rapports avec
les deux périodes aiguë et chronique de l'intoxication
paludéenne. » Nous basant sur cette distinction, nous
allons envisager d'une part les pneumonies qui compliquent le paludisme aigu ou récent, c'est-à-dire l'accès paludéen lui-même et, d'autre part, celles qui surviennent chez des paludéens invétérés et cachectisés,
même en dehors de tout accès.

La pneumonie peut se montrer en pleine atteinte de
paludisme comme elle apparaît, mais plus rarement,
dans le cours d'une fièvre typhoïde ; elle constitue alors
un processus mixte, une pneumomalaria, que M. Grasset a rapproché du pneumotyphus. Depuis Torti,
cette association de la malaria avec une inflammation
locale (hépatite, entérite, pneumonie) lui avait fait
donner le nom de fièvre proportionnée. Mais dans le cas
actuel, il est plus rationnel d'appliquer le terme de proportionnée à la maladie qui domine la scène ; aussi
dirons-nous, avec MM. Kelsch et Kiener. *pneumonies
proportionnées* aux fièvres paludéennes.

Avant de dresser le tableau clinique de ces pneumonies qui s'associent aux manifestations de la malaria,
que l'on nous permette de rapporter ces quatre cas,
observés pendant l'été 1900, à l'hôpital civil de Mustapha.

Observation I

(Recueillie par M. le Docteur Crespin)

*Paludisme de première invasion. — Pneumonie survenue
à la fin du quatrieme accès. — Mort au sixieme jour
de la pneumonie.*

S. D.. , menagere, trente-cinq ans, habitant Baba-Ali
depuis trois mois. Premier acces de fièvre il y a trois
semaines : la température monte à 41 degrés ; sous l'influence d'une forte dose de quinine (2 grammes) la malade
se remet peu à peu, quand il y a quatre jours, c'est-à-dire
le 1ᵉʳ septembre, un accès aussi violent que le premier,
éclate le matin a neuf heures et ne cesse qu'à neuf heures
du soir après une transpiration abondante La nuit est
excellente, mais le lendemain, nouvel accès. La quinine
n'est plus administrée ; la malade vient à Alger où elle est
soumise à notre observation deux jours apres son arrivée.
Elle a encore eu deux accès à début matinal, et offrant les
trois stades classiques. La fin de son dernier accès a été
marquée par un point de côté gauche violent qui empêche
la malade de respirer De plus, le stade de transpiration
n'a pas été suivi comme d'habitude d'une sensation de bien-
être : la céphalalgie persiste, et des vomissements bilieux
tres fréquents augmentent le malaise. A l'auscultation, nous
constatons un peu d'obscurité de la respiration à la base
gauche, et des râles de congestion dans les deux poumons :
d'ailleurs, pas de matité a la percussion, pas de modifica-
tion des vibrations. La température axillaire est de 38°2.
Le foie et la rate sont augmentés de volume. La langue est
sèche. Le lendemain matin, à onze heures, grand frisson ;
la température qui à neuf heures était de 37°9 monte rapidement à 40 degrés, se maintient à ce degré pendant toute
la journée et baisse le soir à 38°5 après des sueurs abondantes. Ce jour-là, submatité à la base gauche, légere

exagération des vibrations du même endroit, expectoration visqueuse, sucre d'orge. Le diagnostic de pneumonie s'impose. La quinine à haute dose semble agir sur l'élément congestif, mais ne modifie en rien les signes d'hépatisation qui se confirment les jours suivants. Bientôt la malade n'a plus d'accès nets; cependant le matin, à une certaine heure, la température qui se maintient à peu près constamment entre 38°5 et 39°5 monte à 4o et 4o°5 sans frisson. Il n'y a plus de transpirations. Au moment de la journée où la température est la plus élevée, le thorax est plein de râles. et les signes d'hépatisation sont moins apparents, se montrant à nouveau très nets quand le thermomètre baisse. Le cinquième jour, la température tombe à 37°5 le matin, 38 degrés le soir, un délire violent s'établit. et la malade meurt le sixième jour dans le coma, alors qu'à l'auscultation on ne perçoit comme signe qu'un souffle tubaire au niveau de la base gauche. Pas d'autopsie.

Observation II

Pneumonie proportionnée. — Guérison.

G.. Gaetano. trente-cinq ans, pêcheur, entre à l'hôpital de Mustapha, le 26 septembre, salle Laennec, lit n° 15. C'est un paludéen dont la première invasion remonte a environ quinze jours. Il avait eu plusieurs accès quotidiens présentant les trois stades classiques, et s'accompagnant fréquemment de céphalées, de douleurs lombaires et de diarrhée

L'examen, à l'entrée, dénote un foie et une rate un peu plus gros que la normale, mais insensibles. Notre malade tousse depuis quelques jours seulement et il se plaint d'un point de côté à la région du mamelon droit. La percussion fournit, à cette région, une légère submatité. On entend quelques râles secs et fins à l'inspiration. Le jour de son

entrée, Gaetano eut un léger frisson, suivi d'un accès de
faible intensité. Deux jóurs apres, le 28, nouvel acces à la
suite duquel l'auscultation révéla les signes suivants tres
nets : râles crépitants fins, nombreux sous la clavicule
droite; léger souffle et matité nette en arriere à la pointe
de l'omoplate. Le lendemain encore un accès plus intense

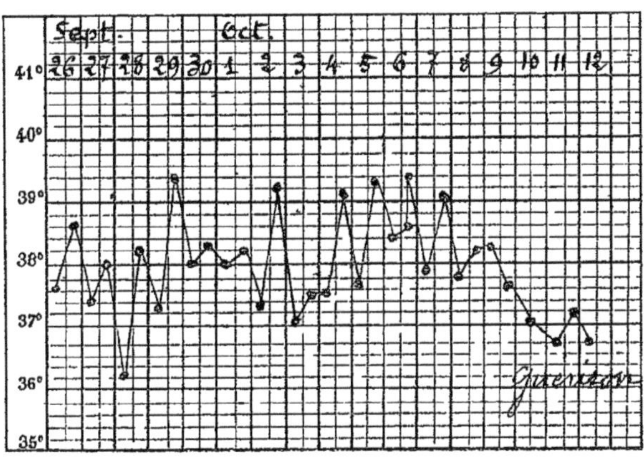

Obs. II. — G. Gaetano — *Pneumonie proportionnée.*

qui a pour conséquence une aggravation de la lésion pulmonaire : le malade a de la dyspnée, il tousse beaucoup,
ses crachats sont ceux d'une bronchite ordinaire, qu'accu-
sent, du reste, des râles ronflants et sibilants disséminés
dans les deux poumons. Mais ces signes bronchiques s'af-
faiblissent aux dépens de la lésion pneumonique qui semble
suivre son cours. Le 2 et le 4 octobre, à la suite de deux
nouveaux accès. la matité apparut plus franche et plus
étendue. Les crachats, de blancs et transparents qu'ils
étaient, devinrent visqueux et ambrés. La heureusement
s'arrêta la marche ascendante de la pneumonie. Le 7 octobre
malgré trois accès quotidiens consécutifs, la matité diminua
les râles crépitants devinrent plus humides; le souffle, la
bronchophonie disparurent et le 10 octobre, il ne persistait
plus que des signes de bronchite disséminés.

Observation III

Pneumonie proportionnée. — Mort. Autopsie.

P... Léon, quarante-cinq ans, entré salle Broussais n° 15, est un ancien paludéen de Maison Carrée. Il a un teint terreux et cachectique très marqué. Bien qu'il arrive à pied d'Alger à l'hôpital de Mustapha, il est tres faible et courbaturé Aussitôt couché, il est pris d'un violent accès (39°2) accompagné de sueurs profuses. A partir de ce moment, le malade tombe dans un état de prostration voisin du coma, et, malgré la quinine à haute dose (2 gr. 50) et les injections d'éther, de caféine, il succomba le quatrieme jour. Nous ajoutons qu'un examen aussi attentif que possible n'avait révélé aucun état pathologique aigu du poumon.

A l'autopsie, le foie est gros, pesant 2 kg. 300, présentant à sa surface des taches de Hanot. A la coupe, il a l'aspect ardoisé caractéristique. La rate pese le double de son poids normal; sa section est noire et le parenchyme n'offre aucune résistance au doigt. Les poumons présentent de nombreuses adhérences avec la plevre. Le poumon gauche paraît sain, ainsi que les deux lobes supérieures du côté droit; mais le lobe inférieur est très congestionné, rouge noirâtre : le tissu pulmonaire est tendu et dur; il ne s'affaisse pas et ne crépite pas entre les doigts. La section est presque sèche et présente çà et là quelques granulations grises. Un fragment plongé dans un vase d'eau gagne le fond. Bref, nous retrouvons bien caractérisés tous les signes de la pneumonie au stade de l'hépatisation rouge.

OBSERVATION IV

Pneumonie proportionnée chez un enfant de vingt-deux mois
Guérison.

S... François, vingt-deux mois, fils de journaliers espa-
gnols de Guyotville. Il est venu au monde dans des conditions très normales. L'enfance fut bonne. Mais, sevré a
quinze mois, il fut, dès ce moment, soumis à la déplorable
alimentation espagnole : pommes de terre, tomates crues,
poivrons, saucisses pimentees, etc. Aussi l'enfant présente-

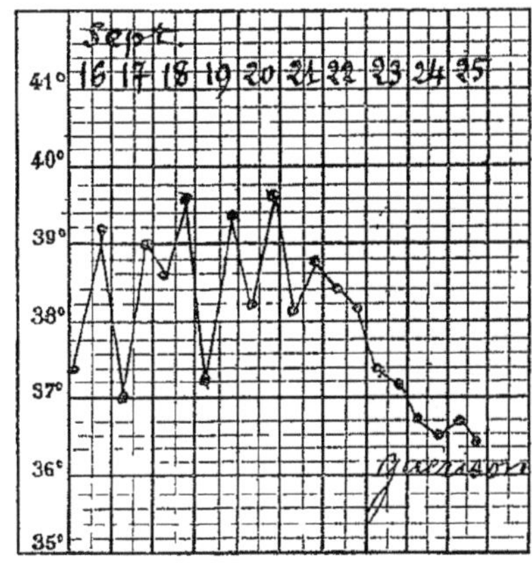

Obs. IV — S. . Francois — *Pneumonie proportionnée.*

il déjà quelques signes de rachitisme : ventre de batracien,
avec évasement de la partie inférieure de la cage thoracique.
Néanmoins, les parents affirment que l'enfant n'a jamais
souffert.

16 septembre. — Alors que régnait dans la contrée une
véritable épidémie palustre, l'enfant, qui jusqu'alors s'amu-
sait gaîment, fut pris subitement d'un assez long frisson,
puis son corps devint brûlant et couvert de sueurs abon-

dantes. Cet accès, bien caractérisé, dura toute la' nuit. Le lendemain matin, rémission ; mais, dans la soirée, apparaît un nouvel accès semblable à celui de la veille.

18 septembre. — Les parents amènent leur enfant à la consultation du D¹ Roux de Badilhac, qui le trouve abattu et ayant une température de 38°8 Voyant la langue saburrale, le médecin ausculte le petit malade, mais ne trouve aucun signe stéthoscopique. Il ordonne un lavement de 25 centigrammes de chlorhydrate de quinine. Le lendemain, de nouveau : rémission matinale et accès vespéral (39°4). C'est à la suite de ce nouvel et quatrième accès que, le 20 septembre au matin, le médecin traitant découvrit. à l'auscultation, un foyer de pneumonie à la base droite, surtout perceptible en arrière : submatité, râles crépitants et sous-crépitants, léger souffle tubaire. La température se maintint élevée toute la journée et atteignit le soir 39°7; l'enfant était excessivement abattu, et le pouls filiforme nécessita une injection d'éther. Les lavements de quinine qui étaient prescrits chaque jour depuis le 18 septembre, avaient été négligés par les parents qui attribuaient à ce médicament l'aggravation du mal. Ce traitement fut rétabli le 21 septembre. La température, pendant deux jours encore, resta au-dessus de 38 degrés, mais l'état général s'améliora, le foyer pulmonaire resta circonscrit à la base droite. Enfin, le 23 au matin, la fievre tombait brusquement et les râles crépitants et humides faisaient place à de gros ronchus.

Ces quelques observations ne nous permettent certainement pas de dresser sur leurs seules bases un tableau clinique complet de la pneumonie proportionnée à la fièvre paludéenne. Cette étude a été admirablement faite par MM. Kelsch et Kiener et nous n'avons rien à y ajouter, si ce n'est quelques réflexions que nous a inspirées principalement la marche suivie par nos pneumonies.

Un point qui surtout nous a frappé, c'est la variabilité présentée dans ces différents cas. « Ces processus
complexes, disent Kelsch et Kiener, bien qu'en général
graves, ne sont pas cliniquement comparables entre
eux ; leur physionnomie est, en effet, variable. suivant que l'association, le mélange des deux affections
est plus ou moins intime, suivant que les symptômes
de la pyrexie paludéenne ou ceux de la pneumonie se
montrent prédominants. » Dans certains cas, comme
dans nos observations I et IV, les deux processus mar-
chent parallèlement, sans paraître subir d'influence
réciproque. D'autre fois, il y a réellement proportion
entre les deux affections ; « elles sont intimement com-
binées. enchevêtrées l'une dans l'autre, se renforçant
dans leurs manifestations communes et se contrariant
dans les autres, réalisant des processus complexes, où
dominent tantôt les traits de la pneumonie, tantôt ceux
des pyrexies paludéennes graves ». C'est ce que nous
retrouvons, bien qu'à un plus faible degré, dans notre
observation II. Enfin, il est des cas dans lesquels les
deux affections se trouvent disproportionnées l'une à
l'autre ; la pneumonie domine la scène, et ses symptômes sont presque exclusifs. La fièvre reste constamment élevée, les accès paludéens ne se manifestent plus
et avec eux disparaissent tout paroxysme et toute rémittence. L'état typhique est très prononcé ; les symptômes nerveux, délire, agitation. prostration, coma
masquent souvent les signes thoraciques. La mort survient très rapidement. Notre observation III est un
exemple de ces pneumonies si graves et si précipitées,
que les symptômes pulmonaires ne sont même pas
soupçonnés.

C'est sans doute à cette dernière forme que les anciens donnaient le nom de fièvre pernicieuse pneumonique. Peut-on vraiment dire qu'il s'agit là d'un accès pernicieux ? Notre maître, M. le professeur Crespin, a attiré l'attention sur la distinction qu'il importait de faire entre les accès pernicieux et les accidents pernicieux : « ces premiers étant propres au paludisme, les seconds pouvant survenir dans la malaria, à l'occasion d'une maladie préexistante ou intercurrente, d'une néphrite chronique ou d'une pneumonie, par exemple[1] ». Sans doute, dans un cas comme dans l'autre, il y a perniciosité, mais le terme d'accès pernicieux indique plutôt que le caractère de gravité doit être rapporté à la fièvre paludéenne, tandis que celui d'accidents pernicieux attribue la malignité aux complications pulmonaires ou autres de la malaria « Les accidents dus presque entièrement à la pneumococcie seule sont, dans cette circonstance, des accidents pernicieux parapaludéens. si l'on veut se servir d'une expression encore bien élastique. »

Dans ces diverses formes de pneumonies proportionnées, nous voyons le symptôme *fièvre*, apparaître avec une importance très variable, et cependant il n'est pas douteux que le processus fébrile occupe, en tant qu'agent causal, une place principale, puisque c'est en la faveur de l'accès paludéen que s'installe l'infection pneumococcique ; aussi la violence et la répétition des accès influent-elles souvent d'une manière bien évidente sur la marche et la gravité de la lésion

---

[1] *Arch. gén. de méd* , 1901, avril, p 470 et 471.

pulmonaire. On retrouve parfois, même à travers le processus inflammatoire, le caractère intermittent ou pour mieux dire paroxystique déjà signalé dans les congestions bronchiques et pulmonaires. Dans notre observation II, nous assistons a une marche ascendante et périodique du processus pneumonique : ce ne sont, tout d'abord, que des signes de congestion, qui s'aggravent a chaque accès et se compliquent bientôt de signes non douteux de pneumonie. Mais, sous le fait du traitement quinique, la fièvre cède et ne revient plus: dès lors, la lésion pulmonaire, qui n'était encore que légère, subit une régression progressive mais lente.

Il est encore un point sur lequel nous croyons devoir attirer l'attention. C'est la fréquence de l'association d'une bronchite plus ou moins généralisée à la pneumonie ; soit que les signes bronchiques ne soient l'expression que d'une simple congestion ; soit qu'il y ait vraiment inflammation des bronches ; et le pneumocoque, aussi bien que les autres microbes, hôte habituel des voies respiratoires, peut être l'agent causal de cette phlegmasie. Dans l'observation II, les signes de bronchites paraissent avoir été antérieurs à l'infection pneumococcique, et en effet, ils s'effacent manifestement à mesure que la lésion pulmonaire s'accentue. Chez notre enfant de vingt-deux mois (Observ. IV), au contraire, la bronchite est plutôt concomitante, et varie avec l'état du parenchyme pulmonaire. On sait que la pneumonie affecte de préférence, chez les enfants, la forme diffuse, et retentit presque toujours sur les petites bronches ; et c'est plutôt bronchopneumonie qu'il faut dire en pareil cas.

Tel est, en un court aperçu, l'aspect clinique des pneumonies qui viennent compliquer les accès paludéens. On voit combien leur marche et leur symptomatologie diffèrent de celles de la pneumonie franche, du fait même de l'association de l'élément paludéen. Il nous reste maintenant à parler des pneumonies survenant dans la cachexie palustre en dehors des accès fébriles ; nous verrons que cette nouvelle forme de pneumonie s'éloigne davantage encore de la pneumonie classique.

Cette pneumonie, dont l'existence et même la fréquence n'ont jamais été contestées par personne, pas même Colin qui refusait d'admettre la pernicieuse pneumonique, a été particulièrement étudiée par Catteloup en Algérie, et par Hadji-Costa en Grèce. Ses lésions et sa pathogénie ont été décrites d'une façon magistrale dans le *Traité des maladies des pays chauds*, par Kelsch et Kiener. Hadji-Costa donne à cette inflammation pulmonaire le nom de *pneumonie post-paludéenne*. Bien que peu d'écrivains, après lui, aient employé ce terme, nous pensons qu'il mérite d'être conservé, car il indique clairement qu'il s'agit, comme le dit l'auteur, de « cas recrutés parmi des gens arrivés à l'intoxication palustre invétérée ». Les caractères cliniques de cette pneumonie sont, d'après ces observateurs : une symptomatologie très atténuée pour ce qui concerne les signes thoraciques ; une prédominance des symptômes nerveux et adynamiques ; une marche insidieuse et lente.

Kelsch et Kiener nous expliquent que cette forme de pneumonie survient à une période de l'intoxication palustre qu'ils nomment : période des hyperémies phlegmasiques. Voici en quoi consiste cette période ; « A la suite d'une série d'accès de fièvre palustre rebelle, notamment dans les foyers palustres, l'organisme humain s'imprègne en quelque sorte du poison marématique, grâce au dépôt pigmentaire que chaque accès nouveau détermine au foie et à la rate, d'où répétition à l'infini d'accès et destruction de globules rouges; et si l'individu ainsi éprouvé ne s'affaisse pas pour y succomber, cela vient de ce que l'organisme, par une suractivité fonctionnelle de plusieurs organes, lutte efficacement contre les effets désastreux du poison, dont les déchets pigmentaires s'éliminent dans l'intervalle des paroxysmes. Mais, comme d'autre part, cet excès d'activité fonctionnelle des organes cités ci-haut nécessite forcément une congestion permanente, il s'en suit un état pathologique spécial : c'est ce qui constitue la période hypérémique en question ».

Cette période des hypérémies phlegmasiques ne nécessite pas toujours un nombre considérable d'accès antérieurs. De même que l'on voit certaines cachexies survenir d'emblée dès la première invasion de fièvres, et au bout d'une série minime d'accès ; de même cet état pathologique peut se présenter chez des paludéens de date récente. L'observation que nous rapportons ci-dessous en est un exemple assez frappant.

OBSERVATION V

Pneumonie post-paludéenne. — Guérison lente.

R..., Hippolyte, trente-huit ans, entre le 17 août, salle

Broussais. On releve, dans ses antécédents, une dothiénen-
térie à l'âge de seize ans, et, quelques années plus tard, des
accès de fièvre probablement paludéenne contractée aux
environs de Paris.

L'histoire de la maladie actuelle remonte à une quinzaine
de jours. Étant à Marengo, presque tout le chantier dont
il faisait partie, fut atteint des fièvres. Lui-même fut, en
plein travail, pris d'un grand frisson, suivi de chaleur et de
transpirations abondantes. Cet accès s'établit tous les jours
a la même heure, s'accompagnant de diarrhée et de vomissements.

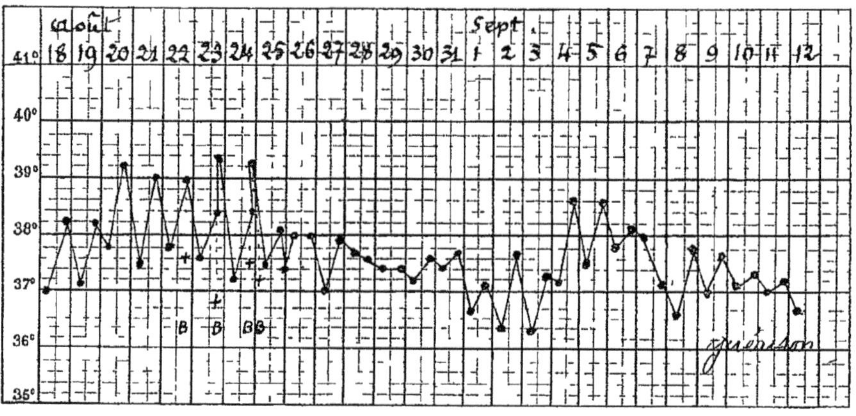

Obs. V — Ros Hyppolyte — *Pneumonie post-paludéenne*

A son entrée, le malade présente un mauvais état général : teint terreux, subictérique; grand abattement; il
répond mal aux questions qui lui sont posées. Le foie est
gros (2 travers de doigt) et très douloureux, la rate également hypertrophiée (2 travers de doigt) et sensible à la
pression. Les poumons paraissent normaux et le malade dit
n'avoir jamais toussé.

Les premiers jours. R... n'eut que de faibles accès (38°2).
L'état général, cependant, allait en empirant, malgré un
traitement quinique énergique (chlorhydrate de quinine :

2 a 3 grammes par jour). L'abattement était voisin du coma et, par moment, faisait place au délire. Le pouls était petit et fréquent. Les 20 et 21, il y eut deux acces assez intenses (39°), l'état général était des plus inquiétants, la miction et la défécation étaient involontaires. Puis apparurent soudain, le 22 au matin, de la dyspnée et une toux seche. Alors, l'examen de la poitrine qui avait été négatif le jour de son entrée, révéla les signes suivants : submatité a la base droite, en arriere, murmure respiratoire exagéré, bronchophonie. La température montait, le soir, au-dessus de 39 degrés; on prescrivit des bains froids ; mais malgré la quinine et les bains, la fievre survenait chaque soir, depassant 39 degres. Le 24, la matité s'affirmait à la base droite ; on entendait des bouffées de râles crépitants et l'inspiration etait légèrement soufflante. Cependant, l'état general allait beaucoup mieux, à l'inverse de la lésion pulmonaire : plus de torpeur, ni de délire et le pouls était bon. Le malade se plaignait d'un point de côté au niveau du mamelon droit. Depuis quelques jours il crachait, et ses crachats prirent, le 25 août, un aspect ambré, sucre d'orge , le lendemain ils se teintaient encore davantage. Puis tout à coup, du 25 au 26 août, la fièvre tomba et l'amélioration apparut avec la même soudaineté dans l'état du poumon. Les râles devinrent humides puis disparurent completement. Le 30 août, l'auscultation était tout à fait normale.

Pour résumer la fin de l'observation, notons que, du 4 au 6 septembre, notre malade eut quelques nouveaux acces fébriles de moyenne intensité et qui s'accompagnèrent d'une congestion légère et fugace du même poumon, congestion qui se traduisit par quelques râles fins sans autres signes qui permettent de croire à un retour de la pneumonie

3 octobre. — R... sortait completement guéri.

Le malade présenté ici est un véritable cachectique palustre : son état général, son teint terreux, l'état de son foie et de sa rate le prouvent. Et cependant, l'invasion de la fièvre remontait a quinze jours à peine, mais l'intoxication avait été particulièrement violente, et les accès s'accompagnaient de troubles très marqués du côté de l'appareil digestif. Cela a suffi, sans doute, pour créer cet état de prédisposition phlegmasique dont nous avons parlé plus haut. Chez ce malade, la marche de la maladie fut assez insidieuse, bien que les signes stéthoscopiques aient été affirmatifs, mais c'est surtout l'état typhique et adynamique qui domine la scène. Il est à noter que les accès de fièvre qui accompagnèrent le début de la pneumonie eurent une' influence visible sur la marche de la lésion pulmonaire et, en particulier, sur l'état général. Quand ces accès eurent çédé au traitement combiné de la quinine et des bains, l'amélioration survint presque aussitôt dans les états général et local. Enfin, dans la défervescence de la pneumonie, alors que la guérison est proche, nous voyons réapparaître soudain, sous le coup de fouet de quelques accès fébriles, des signes de congestion et peut-être même d'inflammation du poumon ; ce qui prouve que ces pneumonies de la cachexie palustre restent toujours sous la dépendance plus ou moins immédiate du poison paludéen et qu'elles sont capables de présenter, dans certaines circonstances, les mêmes paroxysmes que les pneumonies proportionnées. Cependant, il n'en est pas généralement ainsi. La pneumonie post-paludéenne, comme l'ont démontré les écrivains cités plus haut, évolue d'habitude sans l'intervention du processus fébrile paludéen et, si elle subit une influence, ce n'est presque uniquement que celle de l'état adynamique produit par l'intoxication profonde. Elle ne relève donc qu'indirectement de la malaria. Aussi, Catrin a-t-il prétendu que cette pneumonie post-paludéenne n'avait cliniquement rien de spécifique ; sa marche serait celle de toute pneumonie évoluant sur un terrain affaibli ; que la cachexie soit due à la sénilité, au cancer ou au paludisme, la pneumonie se montrera avec les mêmes caractères.

Tandis que la pneumonie qui survient dans le paludisme aigu masque souvent, par l'énergie de sa symptomatologie propre les accès de fièvre paludéenne et mérite alors le nom de fièvre larvée ; dans la cachexie palustre, au contraire, le malheureux affaibli n'ayant plus la force de réagir, les symptômes de la pneumonie disparaissent derrière les accès d'une fièvre rémittente ou continue. Ce n'est plus alors une fièvre larvée, mais plutôt une pneumonie latente, et d'autant plus dangereuse que la maladie, selon l'expression pittoresque de Tissot. mord sans aboyer.

CHAPITRE IV

PATHOGÉNIE ET ÉTIOLOGIE
DES CONGESTIONS ET INFLAMMATIONS
BRONCHO-PULMONAIRES AIGUËS
DANS LA MALARIA

En abordant cette question ardue de la pathogénie des manifestations broncho-pulmonaires aiguës dans la malaria, et dont nous ne prétendons donner ici qu'un succinct aperçu, il faut commencer d'abord par séparer les inflammations des congestions que nous avons réunis pour l'étude clinique. Nous nous occuperons en premier lieu des congestions bronchiques et pulmonaires.

« Pour bien comprendre le mécanisme pathogénique de ces affections, dit Grasset dans sa thèse, il est bon de rappeler le mode général d'action du miasme paludéen. L'expression la plus nette et en même temps la plus complète de cette intoxication est l'accès. Les phénomènes naturels de l'accès nous expliqueront la production des congestions viscérales d'une manière générale et des bronchites en particulier.

« Ce qui caractérise, en effet, l'accès de fièvre et surtout la première période de l'accès de fièvre, c'est un ensemble de mouvements qui sont tous dirigés de la périphérie vers le centre. Le sang abandonne les vaisseaux superficiels, laisse la peau pâle et comme exsangue et se précipite au contraire en grande quantité vers les organes profonds, où il s'accumule et qu'il congestionne. »

Ce passage résume assez bien la conception qu'on se faisait à cette époque du mécanisme congestif fébrile. Cette conception est fort ancienne, Hippocrate lui-même avait décrit cette période de concentration fébrile. Les principaux pyrétologues du siècle dernier avec Griesinger et Colin l'admettent sans autres explications. Hirtz[1], par des expérimentations à l'aide du thermomètre, constata pendant le frisson un abaissement de la température périphérique et une élévation de la température centrale ; et il crut avoir dit le dernier mot sur le mécanisme intime de la fièvre paludéenne. Mais ces termes de concentration, d'expansion sanguines en disent-ils plus long que celui de congestion, qu'ils ont pour but d'expliquer ?

Et d'abord, ce mouvement de concentration fébrile est-il particulier au miasme paludéen ? Voillez signale cet état congestif habituel qui s'observe à la période initiale des fièvres et le croit spécifique. Laennec dit, au contraire : « Les fièvres les plus évidemment symptomatiques, celles, par exemple qui sont déterminées par une blessure, présentent le plus souvent la même chose. Il semble que le premier effet du

---

[1] Hirtz, *Nouv. diction. de méd. et de chir. prat.* Article : Fièvre.

mouvement fébrile soit de produire une congestion de la membrane muqueuse bronchique. » Ce qui se produit à l'occasion de l'accès paludéen se répète en effet, mais à un plus faible degré à l'occasion de toute fièvre symptomatique d'une infection et surtout d'un état infectieux adynamique. Ainsi s'expliquent les symptômes bronchiques qui se présentent presque constamment au début d'une fièvre typhoïde.

Il faut donc présenter la question sous un autre jour. Puisqu'on distingue, au point de vue pathogénique, les congestions pulmonaires en congestion active et congestion passive, cherchons dans lequel de ces deux groupes doit rentrer la congestion pulmonaire paludéenne.

Emettant l'hypothèse qu'il s'agit d'une fluxion active se portant sur les bronches et sur le parenchyme pulmonaire, nous entendons dire qu'il y a réellement afflux sanguin, ce qui nécessite une force causale ; quelle est cette force ?

Certains ont prétendu, et la théorie est déjà ancienne, que le grand sympathique agissait en produisant d'abord une contraction des vaso-moteurs, puis une dilatation. D'autres admettent une cause pyrétogène augmentant les combustions du sang. « Hippocrate disait humeur âcre, Sydenham disait esprit; nous disons cause pyrétogène et action réflexe. Heureusement, conclut Grasset *(loc. cit.)* que si les mots changent, les choses et les faits restent. »

Le point intéressant et important est de savoir si la cause de ce flux hyperémique est spécifique, c'est-à-dire si la congestion est fonction du parasite du paludisme, ou bien si cette cause est étrangère ou secondaire à un phénomène morbide.

A l'appui de l'hypothèse d'une congestion spécifique et directe, nous n'invoquerons pas la théorie des embolies pigmentaires ; car si Frierichs s'est fait fort d'expliquer par elle les congestions aiguës et surtout chroniques de la rate, du foie et même du cerveau, il ne se charge pas d'interpréter, de la même façon, les hyperémies pulmonaires, les autopsies ne lui ayant jamais révélé d'encombrements pigmentaires au niveau des capillaires du poumon. Du reste, cette théorie toute mécanicienne tendrait en faveur d'une congestion purement passive.

Il est une autre théorie plus rationnelle et plus en accord avec les idées microbiologiques actuelles ; elle repose sur les récents travaux de Roux et Chamberland[1]. Ces savants disciples de Pasteur ont cherché à assimiler le parasite de Laveran aux autres microbes ; de leurs recherches biologiques, il semble résulter que l'hématozoaire, comme tout bacille ou coccus, ait la fonction de sécréter une toxine analogue aux toxines microbiennes. D'où dérive alors la théorie qui attribue à ces produits de sécrétion plutôt qu'à la présence même du parasite tout rôle actif dans la production des phénomènes morbides spéciaux de la malaria.

On sait que les toxines microbiennes agissent sur les plus fins capillaires en produisant leur contraction puis leur dilatation, et c'est là le mécanisme primordial de l'inflammation, suivant Metchnikoff. Pourquoi

[1] Roux et Chamberland, *Ann. de l'Inst. Pasteur*, 1887, p. 252.

n'admettrait-on pas une action semblable de la part des
toxines sécrétées par l'hématozoaire? Cette action vaso-
motrice directe expliquerait admirablement la fluxion
du début de l'accès paludéen, qu'elle ait pour siège le
foie, la rate ou le poumon. N'est-ce pas une explica-
tion semblable que l'on a invoquée pour des congestions pulmonaires survenant dans des états morbides,
plus mal définis et moins bien connus dans leur cause
que le paludisme? Nous voulons parler des congestions
pulmonaires observées dans le rhumatisme articulaire
aigu et qui offrent cliniquement de grandes analogies
avec nos congestions paludéennes. Il est vraisemblable
d'admettre qu'il s'agit là d'hyperémies neuro-paraly-
tiques développées sous l'action du poison spécifique.

Cependant, certains auteurs refusent absolument aux
congestions pulmonaires paludéennes ce caractère
spécifique ou, du moins l'action du poison marématique
ne s'exercerait pas directement et primitivement sur le
poumon et sur les bronches ; la congestion, bien qu'active, serait indirecte et due à un réflexe, ayant pour
point de départ les organes abdominaux. De même que
la colique hépatique s'accompagne parfois de fluxions
plus ou moins intenses et durables de l'appareil respiratoire, ainsi ce serait dans la congestion du foie et de
la rate qu'il faudrait chercher l'origine et la cause de
la fluxion broncho-pulmonaire paludéenne. Grall ne
voit même dans l'état congestif des bases du poumon
qu'une stase passive attribuable à de la périsplénite ou
de la périhépatite. La clinique est, au moins en apparence, en faveur de ces théories, puisque, comme nous
l'avons pu constater nous-mêmes, la congestion des

bases coïncide d'une façon presque constante avec une tuméfaction plus ou moins intense de la rate et du foie. Mais il faudrait prouver qu'il y a, dans cette coexistence, une relation de cause à effet, et l'on pourrait objecter que les diverses congestions du foie, de la rate et du poumon dépendent toutes d'une même cause, la virulence du poison parasitaire, et n'ont ainsi aucune influence réciproque.

Telles sont les principales théories émises pour expliquer le mécanisme des congestions pulmonaires paludéennes. Nous n'essaierons pas de trancher la difficulté qui reste grande et non encore résolue, et nous attendrons, pour nous présenter en faveur de la théorie neuro-paralytique, qui nous paraît la plus séduisante, que de nouveaux travaux soient venus confirmer les susdites recherches biologiques, sur lesquelles repose cette théorie.

Toutefois, s'il n'est pas encore prouvé que la congestion broncho-pulmonaire soit spécifique dans sa nature et dans sa cause, nous avons pu nous rendre compte qu'elle l'est cliniquement, et que cette spécificité clinique repose spécialement sur la variabilité de ses symptômes et sur sa marche intermittente ou paroxystique.

Il nous reste à étudier la pathogénie des inflammations pulmonaires qui compliquent, comme nous l'avons vu la malaria. La clinique nous a suffisamment démontré que le terme de pneumonie paludéenne signifie association d'une pneumonie vraie à l'élément palu-

déen. Nous n'avons donc même pas à émettre l'hypothèse d'une spécificité palustre attribuable à ces phleg-
masies pulmonaires. Cependant il serait utile de
revenir sur ce qui concerne les bronchites aiguës.
Nous éliminons de la discussion les congestions bronchiques proprement dites, et qui viennent de nous
occuper ; nous ne voulons envisager que les cas où
la bronchite, c'est-à-dire l'inflammation des bronches,
est constituée.

Qu'entend-on par bronchite spécifique ? Marfan
écrit [1] : « Les bronchites spécifiques sont celles dont la
cause est un parasite spécifique, c'est-à-dire engendrant
toujours la même maladie. » A ce titre, la bronchite
paludéenne n'étant pas due, que nous ne sachions, au
parasite de la maladie, elle ne mérite pas d'être classée,
comme le fait ce même auteur, parmi les bronchites
spécifiques. Du reste, la bronchite banale, celle qui se
rencontre dans une foule d'états morbides différents,
n'a droit, non plus, à aucune spécificité. Et nous con-
clurons cette courte discussion en disant, avec Lancereaux : « La bronchite n'est pas une entité morbide
pathologique, mais un simple état anatomique lié à
des conditions morbides différentes. Chacune de ces
conditions impriment à la bronchite un caractère particulier et une évolution spéciale, il en résulte qu'il y a
autant d'espèces de bronchites que de causes susceptibles de provoquer l'inflammation des bronches, en
sorte que, pour formuler un diagnostic utile de bronchite, il importe de remonter à son origine. »

---

[1] Marfan, *Tr. de méd. Bouchard et Brissaud*, 1900, t. VI. p. 283.

La pneumonie, au contraire, est toujours due à un microbe spécifique. Si l'on a parlé cependant de certaines pneumonies dont le processus inflammatoire était dû à d'autres microbes, tels que le streptocoque, le staphylocoque, le bacille d'Eberth, ces cas ne constituent que des exceptions et tout à fait des raretés cliniques. Il est bien démontré que, dans les faits qui nous intéressent, le pneumocoque, hôte habituel de nos voies respiratoires, est seul capable de provoquer la phlegmasie que nous observons. Les recherches de Marchiafava, Guarneri et Massalongo ont prouvé la présence constante du pneumocoque dans les crachats de pneumonies des paludéens.

Mais, à défaut du rôle de cause efficiente, le paludisme joue, vis-à-vis du pneumocoque, un rôle non douteux de cause occasionnelle et prédisposante. La congestion pulmonaire, cette compagne indispensable de la pneumonie, est due elle-même à l'intoxication paludéenne, et il est permis d'affirmer que c'est elle la principale raison de l'établissement de l'infection pneumococcique. Ceci est vrai, aussi bien pour les pneumonies survenant comme complications du paludisme aigu que pour les pneumonies que nous avons appelées post-paludéennes ; et nous ne ferons que rappeler, à propos de ces dernières, le rôle important que Kelsch et Kiener attribuent aux hyperémies phlegmasiques du paludisme chronique.

Quant aux causes déterminantes qui fixent le pneumocoque ou réveille sa virulence, résident-elles dans des conditions climatériques, saisonnières, dans la constitution médicale, comme le veut Frison ? Notre observation personnelle ne nous permet pas d'admettre cette interprétation. Les pneumonies que nous avons rapportées ont été observées en plein été (août, septembre, octobre), en dehors de toute influence néfaste du froid et de l'humidité, en dehors également de tout état endémique ou épidémique. Les causes déterminantes restent donc obscures, à moins d'invoquer une prédisposition individuelle et passagère.

CHAPITRE V

PRONOSTIC DES CONGESTIONS ET INFLAMMATIONS BRONCHO-PULMONAIRES AIGUËS PALUDÉENNES

De l'étude clinique que nous avons fait des congestions bronchopulmonaires paludéennes, il résulte que le pronostic de ces affections est généralement bénin. Ce serait notamment, une erreur de croire, avec Griesinger, qu'un malade meurt habituellement après quatre ou cinq paroxysmes. Il importe cependant que le diagnostic soit rapidement posé et le traitement institué sans retard. Ces lésions hyperémiques, bien que légères, créent, comme nous venons de le voir, une prédisposition redoutable pour l'individu qui en est porteur ; l'état congestif est, en quelque sorte, un milieu de culture, dans lequel peut se développer à la prochaine occasion le premier agent d'infection banale ou spécifique.

Un autre danger qui pour être moins immédiat, n'en est pas moins digne de crainte, c'est la facilité avec laquelle ces lésions hyperémiques passent à l'état chronique. Les bronchites paludéennes aboutissent assez fréquemment, quand elles ne sont pas enrayées par le traitement spécifique, à la bronchite chronique et à .a sclérose du tissu pulmonaire. Enfin le temps n'est plus aux théories de Boudin qui admettait un antagonisme entre la malaria et la tuberculose. Les victimes sont, au contraire, nombreuses qui peuvent attester que le bacille de Kock s'accommode fort bien d'un terrain préparé par les congestions chroniques paludéennes.

Le pronostic des pneumonies qui surviennent au cours de l'intoxication palustre est fort variable. On conçoit, en effet, qu'il dépende avant tout de la virulence du microbe, mais cette virulence est aussi sous l'influence du paludisme qui lui prépare le terrain. D'une façon générale, on peut dire que la pneumonie sera d'autant plus maligne qu'elle agira sur un organisme fortement débilité par le poison malarique. C'est pourquoi les pneumonies post-paludéennes sont si souvent fatales.

CHAPITRE VI

TRAITEMENT DES CONGESTIONS ET INFLAMMATIONS BRONCHO-PULMONAIRES AIGUËS DANS LA MALARIA.

« En principe général, dit Grasset à propos du traitement des pyrexies pneumoniques [1], les indications dans les maladies viennent de la maladie générale, état morbide (paludisme), et de la localisation importante, acte morbide (pneumonie). »

Or, quelles que soient les conclusions auxquelles nous sommes arrivé au sujet de la spécificité de la congestion paludéenne, il est un fait incontestable, c'est l'action curative absolue de la quinine sur ces lésions hyperémiques. « *Naturam morborum curationes ostendunt* » dit le vieil adage, et l'on pourrait même s'en servir comme argument en faveur de cette sorte de spécificité clinique des fluxions broncho-pulmonaires de la malaria.

La quinine est souveraine contre tous les états congestifs de la malaria. Elle fait disparaître, en même temps que l'accès fébrile, la tuméfaction de la rate et du foie : *sublatâ causâ, tollitur effectus*. Elle

---

[1] Grasset, *Montpel. méd.*, janv. 1887, p. 125.

agit de même vis-à-vis des congestions de l'appareil
respiratoire.

Ainsi donc, tout praticien, en présence de signes
stéthoscopiques manifestant l'existence d'un état congestif simple de l'appareil respiratoire chez un paludéen en accès, ne devra pas s'attarder à prescrire des
potions expectorantes ou calmantes ni des révulsifs
locaux. Toutes les observations de cas semblables sont
là pour affirmer que toute médication autre que le
traitement spécifique du paludisme fut absolument
sans effet. La quinine donnée à doses suffisantes a, au
contraire, toujours réussi, surtout quand l'affection
était prise à son origine. Ce qu'il faut, c'est éviter le
retour de l'accès, capable d'amener avec lui une nouvelle poussée congestive plus intense et plus dangereuse que la précédente. Le traitement de ces états congestifs sera donc purement et simplement celui de l'accès; le mode d'administration de la quinine variera
suivant la gravité et la fréquence des accès, et nous
renvoyons pour plus de détails aux traités spéciaux du
paludisme.

Mais si l'accès paludéen se trouve compliqué d'une
phlegmasie locale et surtout d'une infection véritable,
et c'est le cas de la pneumonie proportionnée, les indications thérapeutiques seront singulièrement modifiées.
Il ne s'agit plus seulement de combattre un état congestif, il faut enrayer un processus inflammatoire et
infectieux, évoluant par lui-même et pour son propre
compte. Aussi le traitement à instituer devra-t-il surtout s'adresser à l'infection pneumococcique. On se

souviendra qu'il n'existe pas de médication uniforme de la pneumonie, et que les indications varient suivant les circonstances. La pneumonie est généralement grave chez les paludéens; elle revêt fréquemment la forme nerveuse, adynamique; il sera donc bon de faire usage de stimulants : alcool, acétate d'amoniaque, éther; et si la température est très élevée, il faudra recourir aux bains froids. On veillera également sur l'état du cœur et l'on ordonnera, s'il y a lieu, une poche de glace ou des stimulants cardiaques.

Mais il ne faut pas oublier que la pneumonie est fonction de la malaria et que les accès fébriles s'accompagnent toujours d'un paroxysme du côté de la lésion locale et de l'infection surajoutée. En conséquence, dès que l'élément paludéen aura été diagnostiqué, il importe essentiellement d'instituer de suite le traitement spécifique. On donnera la quinine à haute dose, 1 gr. 5o et même 2 grammes par jour pendant une série de trois jours au moins; et par les voies appropriées à la gravité des cas, c'est-à-dire par voie stomacale dans les cas ordinaires, et par voie hypodermique si le danger est grand et le besoin d'intervenir urgent.

Dans les pneumonies post paludéennes, le paludisme ayant une action moins directe sur la lésion pulmonaire, c'est moins contre l'accès fébrile que contre l'état de cachexie que devront être dirigés les efforts du médecin. Il faut, tout en surveillant activement l'état local, chercher à remonter l'état général; les fortifiants et les stimulants se trouvent principalement indiqués et seront ajoutés à la quinine. Donc, contre cette forme de pneumonie il existe une triple indication : éviter le retour d'accès paludéens, cause de tout mal et, pour cela, donner la quinine à doses suffisantes (1 gramme par jour) et avec persévérance (c'est-à-dire pendant dix à quinze jours) ; veiller aux dangers propres d'une pneumonie particulièrement insidieuse et obéir aux indications du moment ; enfin, instituer un traitement reconstituant (alcool, surtout arsenic) pour lutter contre l'état cachectique du malade.

OBSERVATIONS

(Résumées)

DE TROUBLES BRONCHO-PULMONAIRES DANS LA MALARIA

I. — **Paludisme aigu ou récent.**

I. — C..., vingt-quatre ans, entre le 12 septembre, salle Pasteur. Première invasion à Palestro, il y a quinze jours. Trois stades classiques. Type tierce. Anémie, subictère. Rate grosse, non douloureuse. Poumons : tousse depuis cinq à six jours seulement. Auscultation : quelques râles ronflants et sibilants disséminés. Pendant son séjour à l'hôpital, il eut des accès quotidiens de moyenne intensité, les cinq premiers jours. Sort le 21 septembre, guéri et ne toussant plus.

II. — R .. Concepcion, vingt-quatre ans, entre le 29 août, salle Cl. Bernard. Première invasion, à Maison-Carrée, il y a cinq jours. Stades classiques, type quotidien. Rate un peu grosse, sensible. Poumons : tousse un peu depuis l'invasion de la fièvre. Auscultation : quelques râles sibilants et ronflants. A eu des accès quotidiens subcontinus jusqu'au 10 septembre. Sort guérie le 16 septembre. La toux a disparu avec la fièvre.

III. — C... Angèle, vingt-quatre ans, entre le 6 septembre, salle Cl. Bernard. Première invasion à El-Affroun, il y a un mois. Type quarte, puis quotidien. Foie et rate normaux. Poumons : ne tousse pas. Auscultation : respiration rude et soufflante partout. Accès quotidiens durant les cinq premiers jours. Sort guérie le 16 septembre.

IV. — N... Vicenta, quarante-sept ans, entre le 26 août, salle Cl. Bernard. Première invasion à Boufarik, il y a huit jours. Type quotidien. Foie assez gros (deux travers de doigt) ; rate sensible, peu grosse. Poumons : tousse un peu. Râles sibilants disséminés en arrière. A, pendant son séjour, de nombreux et violents accès (39°8, délire) ; au plus fort, les râles deviennent plus nombreux et prédominants aux bases. Sort guérie le 15 septembre, avec encore quelques signes de bronchite.

V. — S... Ahmed. trente-huit ans, entre le 3 août, salle Pasteur. Première invasion à Maison-Carrée, il y a dix-huit jours. Stades classiques ; type quotidien. Foie normal ; rate normale, mais sensible. Poumons : tousse depuis quelques jours. Ronchus et sibilants disséminés un peu partout. Un grand accès au début de son séjour, suivi d'autres moins forts pendant cinq jours. Sort guéri le 10 septembre. La toux a cessé avec la fièvre.

VI. — B... Louis, vingt-sept ans, entre le 24 août, salle Laennec. Première invasion à Baba-Ali, il y a quinze jours. Stades classiques, type quotidien. Rate et foie un peu gros, sensibles. Poumons : ronchus et sibilances surtout aux bases. A eu un fort accès le premier jour (41°), et d'autres moins forts pendant son séjour. Sort guéri le 12 septembre.

VII. — B... Joséphine, quarante-trois ans, entre le 20 juillet, salle Cl. Bernard. Première invasion à Maison-Carrée, il y a quinze jours Type quotidien ; stades classiques. — Poumons : respiration rude et soufflante. Eut, pendant son séjour, deux grands accès séparés par quinze jours d'intervalle. Sort le 12 septembre, guérie.

VIII. — E... Aïcha, vingt-cinq ans, entre le 23 août, salle Cl. Bernard. Première invasion à La Bonzaréa, il y a quinze jours. Acces quotidiens ; stades classiques. Foie et rate gros et douloureux. Poumons : tousse depuis l'invasion de la fièvre. L'auscultation faite dans l'apyrexie ne fournit aucun signe. Sort guérie et ne toussant plus

IX. — B... Marie, trente-deux ans, entre le 27 août, salle Cl. Bernard. Premiere invasion à Port-Gueydon, il y a deux mois. Stades classiques; rate et foie gros, sensibles. Poumons : tousse beaucoup et seulement depuis trois jours Respiration rude et aux deux sommets. N'a pas d'acces pendant son séjour. Sort guérie le 10 septembre, avec des signes de bronchite chronique.

X. — M... Arthur, quarante ans, entre le 31 août, salle Broussais. Premiere invasion à Staoueli, il y a huit jours. Type quotidien ; pas de frisson initial. Foie et rate un peu gros. Poumons : tousse seulement depuis l'invasion. Râles sibilants et ronflants nombreux. Eut deux grands accès les premiers jours. Sort guéri le 7 septembre.

XI. — F... Lucien, dix-huit ans, entre le 24 août, salle Pasteur. Première invasion a El-Affroun, il y a huit jours. Acces irréguliers, stades classiques Foie et rate normaux. Poumons : respiration rude et soufflante en arrière. Un grand accès à son entrée. Sort expulsé le 7 septembre.

XII. — V... Louis, vingt six ans, entre le 23 août, salle Broussais. Premiere invasion à Boufarik, il y a quelques jours. Type quotidien, stades classiques. Rate et foie gros et douloureux, subictere; vomissements bilieux. Névralgie diaphragmatique. Points phréniques : scalènes, sternaux, apophysaires, boutons de G. de Mussy. Poumons : ne tousse que depuis quelques jours. Auscultation : ronchus et sibilants aux deux bases. Accès pendant les trois premiers jours. Sort guéri le 6 septembre.

XIII. — C... Henri, quarante-deux ans, entre le 23 août. salle Pasteur. Première invasion à l'Harrach, il y a dix-huit jours. Type quotidien, stades classiques. Rate grosse, douloureuse ; points scalènes. Examen du sang : corps sphériques, pigmentés. Poumons : ne toussait absolument pas avant l'invasion. Râles sibilants et ronflants, surtout en avant. Séjour de vingt cinq jours à l'hôpital. Grands acces quotidiens les cinq premiers jours. La veille de son départ ne tousse plus, mais encore quelques légères sibilances et respiration soufflante à la base gauche. Bronchite chronique.

XIV. — T. . Amédée, vingt-huit ans, entre le 26 août, salle Pasteur. Première invasion à Montebello. Type quotidien, sans frisson. Rate un peu grosse et sensible. Poumons : râles muqueux et sibilants disséminés. Ne toussait pas avant l'invasion, deux grands accès les premiers jours. Sort guéri le 7 septembre.

XV. — C..: Nicolas, dix-neuf ans, entre le 3 septembre, salle Pasteur. Première invasion à Birkadem, il y a trois semaines. Acces irréguliers avec les trois stades. Rate un peu grosse. Poumons : ne toussait pas du tout avant les fièvres. Auscultation : sibilances et râles ronflants. Deux accès au début de son séjour. Le jour de son départ, plus rien à l'auscultation.

XVI. — D... Saad, quarante-trois ans, entre le 21 août, salle Laennec. Première invasion à Aumale, il y a huit jours. Type quotidien, trois stades classiques. Subictère. Rate grosse (trois travers de doigt). Foie gros (deux travers de doigt), tres douloureux. Poumons : à son entrée, râles sibilants et ronflants, disséminés. Au début, deux ou trois accès de moyenne intensité. Le 29 août, grande ascension thermique ($39°$), matité sous la clavicule droite, avec quelques râles fins. Langue sale, P. = 120. Mort le 1er septembre. Autopsie : pneumonie grise du lobe inférieur droit.

XVII. — M... Edouard, trente-quatre ans, entre le

10 août, salle Broussais. Première invasion cette année a Maison-Carrée Ethylisme. Malade depuis huit jours, type quotidien, irrégulier, stades classiques. Foie gros. Poumons : le malade tousse depuis les fièvres; râles de bronchite disséminés. Accès les quatre premiers jours. Sort le 5 septembre, n'ayant plus de signes de bronchite.

XVIII. — M... Henri, vingt-huit ans, entre le 4 septembre, salle Broussais. Première invasion, il y a quinze jours, à Maison-Carrée. Aurait eu trois accès quartes; stades classiques. Poumons : depuis huit jours, tousse et crache beaucoup. Sibilances nombreuses, deux accès quartes au début. Sort le 19 septembre, toussant encore un peu.

XIX. — G... Louis, quarante-neuf ans, entre le 9 août, salle Laennec. Première invasion, au Gué-de-Constantine, il y a quatre jours. Stades classiques, type quotidien. Poumons : signes de bronchite légere, trois accès quotidiens au début. Sort le 2 septembre guéri.

XX. — M... François, vingt-sept ans, entre le 18 août, salle Laennec. Première invasion à Staouéli, cet été. Névralgie phrénique. Rate grosse, douloureuse. Poumons : râles de bronchite partout. Trois jours de fièvre. Sort le 28 août, n'ayant plus de bronchite.

XXI. — F... Gaspard, soixante-six ans, entre le 19 août, salle Laennec. Première invasion à Birtouta, il y a quinze jours. Rate et foie gros, non douloureux. Poumon : tousse un peu depuis l'invasion de la fièvre, mais aucun signe appréciable à l'auscultation. Meurt le 24 août après trois jours de fièvre. L'autopsie n'a pu être faite.

XXII. — C... Louis, quarante-six ans, entre le 18 septembre, salle Pasteur. Première invasion, il y a trois semaines à Douéra. Accès quotidiens pendant huit jours. Stades classiques. Céphalées intenses. Foie et rate normaux. Poumons : tousse et crache un peu depuis quatre à cinq jours. A son entrée, rien à l'auscultation. Eut un seul accès pendant lequel on entendit des râles sibilants et ronflants. Sort le 8 octobre, guéri.

XXIII. — R.,. Ferdinand, trente-huit ans, entre le 3o août, salle Laennec. Premiere invasion à Rivet, il y a quatre jours. Fièvre quotidienne. Frisson pas constant. Rate et foie normaux. Poumons : ne tousse pas ; râles ron- flants disséminés. Trois acces à son entrée. Sort le 3 septembre, non guéri, avec les mêmes signes stéthoscopiques.

XXIV — D... Antoine, cinquante-deux ans, entre le 19 septembre, salle Laennec. Première invasion, il y a un mois, au Fort-de-l'Eau. Acces francs, avec les stades classiques. Poumons : a eu des bronchites ces années dernières, mais actuellement ne toussait que depuis une vingtaine de jours. Râles de bronchite aigue surtout aux sommets. Sort le 29 septembre, conservant des signes de bronchite disséminés.

XXV. — M... Henri, trente-trois ans, entre le 15 septembre, salle Broussais. Première invasion, il y a quinze jours, au Mazaffran. Type tierce, dès le début. Rate normale ; foie normal, douloureux. Poumons : tousse seulement depuis quinze jours ; ne crache pas. Sibilants et ronflants, surtout dans la fosse sus-épineuse gauche. Deux forts accès (au-dessus de 4o degrés), les premiers jours. Sort le 17 septembre, guéri, ne conservant qu'un peu de rudesse dans le souffle respiratoire.

XXVI. — B... Joseph, trente-huit ans, entre le 18 septembre. salle Pasteur. Étant tout jeune, eut un seul accès de fievre. Cette année, il y a quinze jours, à l'Alma, fièvre à forme tierce, sans frisson initial bien marqué. Foie normal ; rate grosse (deux travers de doigt), douloureuse. Poumons : tousse et crache seulement depuis les fièvres. Ronchus et sibilances disséminés, plus nombreux a la base gauche. Ces signes disparaissent avec la fièvre. Sort le 27 septembre, guéri.

XXVII. — R... Auguste, seize ans, entre le 20 septembre, salle Pasteur. Première invasion à l'Arba, il y a treize jours. Stades classiques. Tierce, puis quotidienne. Rate et foie normaux. Poumons : tousse et crache depuis quinze jours ; ronchus et sibilances généralisés, quelques sous-crépitants fins à la base droite. Accès les trois premiers jours. Sort le 26 septembre, les signes stéthoscopiques ont en partie disparu.

XXVIII. — V... Cyprien, vingt-huit ans, entre le 26 septembre, salle Broussais. Première invasion, à El-Affroun, il y a quarante jours. Pas de frisson, mais transpirations abondantes. Actuellement, accès rares. Rate normale, sensible ; point phrénique gauche. Poumons : tousse seulement depuis cinq à six jours. Sibilants et ronflants, surtout à la base gauche. Sort le 1er octobre, non guéri, ayant encore eu un fort accès la veille, et présentant les mêmes signes stéthoscopiques.

XXIX. — C... André, soixante-cinq ans, entre le 22 septembre, salle Pasteur. Première invasion à Birtouta, il y a vingt jours. Stades classiques ; type quotidien. Rate et foie paraissant normaux, mais sensibles Deux points phréniques scalènes Bouton de G. de Mussy. Traces d'albumine dans les urines. Poumons : Tousse et seulement depuis vingt jours ; crache peu. Auscultation : Rien (le malade n'a pas eu d'accès depuis trois jours). Accès quotidiens jusqu'au 29 septembre : respiration ronflante aux bases et quelques râles d'œdème. Sort le 2 octobre ne présentant plus rien à l'auscultation.

XXX. — T... ben Mohamed, vingt-six ans, entre le 12 septembre, salle Pasteur. Première invasion à Rouiba, il y a quinze jours. Accès irréguliers, tierces au début. Frisson et chaleur, peu de transpiration. Foie et rate à peu près normaux. Poumons : ne tousse pas, submatité et quelques râles fins à la base gauche. Les 21, 23, 24 et 25 septembre, grands accès (40 et 41 degrés) ; auscultation le 26 : quelques sibilances généralisées, submatité et râles fins aux deux bases. Sort le lendemain, 27 septembre.

VXXI. — M... Eloi, cinquante et un ans, entre le 7 septembre, salle Broussais. Première invasion à Carnot, il y a trois semaines. Au début type tierce. Foie et rate normaux. Poumons : un peu de sibilances avec deux accès tierces les premiers jours. Sort le 24 septembre, guéri.

XXXII. — L... Pierre, vingt-sept ans, entre le 18 septembre, salle Laennec. Première invasion, il y a vingt-cinq jours, au Fort-de-l'Eau. Tierce dès le début; stades classiques. Névralgie diaphragmatique. Points phréniques scalènes et apophysaires Rate et foie gros (deux travers de doigt), douloureux. Poumons : ne tousse pas : légère rudesse aux bases. Un seul petit accès le premier jour. Sort guéri le 23 septembre. On ne trouve plus rien à l'auscultation.

XXXIII. — B... Alice, dix-huit ans, entre le 11 septembre, salle Cl. Bernard. Première invasion à Alger, il y a quinze jours. Accès quotidiens. Trois stades classiques. Rate un peu grosse et douloureuse. Poumons : respiration rude et sifflante Toussait depuis quelques jours seulement. Plusieurs accès séparés par des intervalles d'apyrexie. Sort le 22 septembre, guérie.

XXXIV. — Z.. Ladislas, vingt ans, entre le 14 septembre, salle Broussais. Première invasion à Marengo, il y a dix-neuf jours. Stades classiques : tierce dès le début. Rate (deux travers de doigt) sensible. Poumons : tousse depuis dix jours. Auscultation : quelques sibilants et ronflants disséminés, quelques sous-crépitants à gauche. Un seul accès le premier jour. Sort le 24 septembre.

XXXV. — G... François, entre le 17 septembre, salle

Broussais. Première invasion à Maison-Carrée, il a y quinze jours. Trois stades : type quotidien. Point phrénique gauche. Rate et foie normaux. Poumons : ne tousse que depuis les fièvres. Râles sibilants et ronflants prédominants à la base gauche. Un grand accès à son entrée (41 degrés). Le surlendemain, les râles ont disparu, sauf quelques-uns à la base gauche. Sort le 22 septembre, ayant encore de la respiration bronchique.

XXXVI. — S .. François, vingt-cinq ans, entre le 11 septembre, salle Broussais. Première invasion à Maison-Blanche, il y a un mois. Fièvre d'abord quotidienne, puis irrégulière. Pas de frisson, peu de transpiration. Rate un peu grosse. Poumons : quelques sibilances et ronflants.

XXXVII. — A... ben Taïche, trente-cinq ans, entre le 5 octobre, salle Broussais. Première invasion à Alger, il y a cinq jours. Type quotidien ; stades classiques. Diarrhée. Foie normal, sensible. Rate un peu grosse (un travers de doigt) sensible Poumons : tousse beaucoup et depuis cinq jours seulement. Bronchite intense : râles sibilants et ronchus disséminés dans les deux poumons. Submatité aux bases et aux sommets. Un fort accès le premier jour (41°1), suivi de deux de faible intensité. Le 10 octobre, plus de signes de bronchite aigue. Encore un peu de respiration soufflante aux sommets et des frottements à la pointe de l'omoplate gauche.

XXXVIII. — L... Fernando, cinquante-deux ans, entre le 3 octobre, salle Broussais. Première invasion à Guyotville, il y a un mois et demi. Au début, fièvre tierce Constipation. Rate un peu grosse. Poumons : tousse depuis qu'il a les fièvres. Râles de bronchite disséminés. Expectoration bronchique. A eu plusieurs accès depuis son entrée. Le 10 octobre ne tousse presque plus ; ne crache plus.

XXXIX. — P. . Jules, vingt ans, entre le 28 septembre, salle Broussais. Première invasion, il y a quatre jours.

Stades classiques, type quotidien. Points phréniques scalènes. Rate (deux travers de doigt) douloureuse. Foie normal, sensible. Poumons : tousse seulement depuis qu'il a les fievres. Râles sibilants et ronflants des deux côtés. Accès les deux ou trois premiers jours. Le 10 octobre ne tousse plus, rien à l'auscultation.

XL. — M... Laurent, trente-huit ans, entre le 26 septembre, salle Broussais. Première invasion à Maison-Blanche. Type d'abord quotidien, puis irrégulier. Frisson pas constant. Rate normale, sensible. Foie un peu gros (1 travers de doigt). Poumons : à son entrée, ne tousse pas : rien à l'auscultation (n'a pas eu d'acces depuis plusieurs jours). Le 28, un fort acces. Le 29, tousse beaucoup : sibilances et ronflants à la base gauche.

XLI — K... ben Ali, vingt-six ans, entre le 8 octobre, salle Pasteur, Première invasion, il y a un mois, à Blidah. Type quotidien ; frissons pas constant. Foie gros, sensible. Rate grosse et douloureuse. Point scalène double. Poumons : tousse depuis sept à huit jours ; respiration rude et ronflante, surtout aux bases.

XLI. — S.. Angracia, quarante-six ans, entre le 18 septembre, salle Laennec. Première invasion à Aïn-Taya, il y a un mois. Accès quotidien ou tierces. Stades classiques. Rate et foie un peu gros, pas douloureux. Poumons : ne tousse que depuis un mois ; crache un peu. Submatité au sommet gauche, diminution des vibrations et du murmure vésiculaire ; mêmes signes à l'extrême base gauche. Sommet droit : expiration prolongée. Trois acces du 18 au 22 septembre avec délire. Quatre grands accès du 1er au 6 octobre. Analyse du sang : nombreux croissants. Les signes de congestions sont intermittents et accompagnent le paroxysme fébrile. Bronchite variable, ni toux, ni expectoration ; aucun signes stéthoscopique.

XLIII, — V... Michel, vingt ans, entre le 27 septembre,

salle Pasteur. Première invasion, il y a quinze jours à Blidah. Pas de frisson, mais transpiration abondante. Type quotidien. Rate et foie sensibles. Poumons : tousse depuis les fièvres. Sibilances disséminées avec prédominance aux bases. Accès quotidiens les trois premiers jours. Le 3 octobre, disparition des signes bronchiques.

XLIV. — D... Nicolas, vingt-six ans, entre le 16 septembre, salle Pasteur. Première invasion au lac Halloula. Bronchite continue, persistant après l'accès (V. observation détaillée).

XLV. — H... ben Mohamed, vingt ans, entre le 27 septembre, salle Pasteur. Première invasion à Birtouta, il y a trois jours. Stades classiques. Vomissement bilieux. Foie normal. Rate grosse (deux travers de doigt), douloureuse. Poumons : tousse depuis un an (a été soigné à l'hôpital pour tuberculose pulmonaire), prétend tousser et cracher moins depuis qu'il a les fièvres. Expiration rude et prolongée au sommet droit.

XLVI — R.. Mathieu, trente-deux ans, entre le 28 septembre, salle Pasteur. Première invasion à Boufarik, il y a quinze jours. Type quotidien; trois stades classiques. Courbature ; céphalées. Foie gros (deux travers de doigt), sensible. Rate grosse (un travers de doigt, douloureuse. Poumons : ne tousse pas Respiration un peu soufflante à la base gauche (légère submatité). Le 3 octobre, plus rien à l'auscultation.

XLVII. — A..., quarante-trois ans, entre le 17 septembre, salle Pasteur. Première invasion, il y a vingt jours, à Maison-Carrée. Tierce au début. Trois stades classiques. Amené dans le coma. Céphalalgie Abattement. Diarrhée ; subictere. Points scalènes légers ; bouton de G. de Mussy. Foie et rate un peu gros, douloureux. Langue sèche. Poumons : ne toussait pas auparavant. Légères sibilances, râles sous-crépitants aux deux bases ; respiration soufflante aux sommets. Le 20 septembre, plus rien à l'auscultation.

XLVIII. — P... François, trente-huit ans, entre le 29 septembre, salle Pasteur. Première invasion, il y a six jours à Bab el Oued (terrassements). Acces quotidiens, frisson pas constant. Vomissements. Foie gros, sensible. Rate normale. Poumons : tousse un peu depuis six jours. Rudesse surtout à la base droite. Le 3 octobre rien à l'auscultation.

XLIX. — P..., Simon, quarante-cinq ans, entre le 30 septembre, salle Pasteur. Invasion à Rouiba, il y a vingt jours. Accès quotidiens. Stades classiques. Céphalalgies. Courbature. Lombalgie. Rate et foie un peu gros. sensibles. Poumons : tousse et crache un peu depuis cet hiver, mais davantage depuis quelques jours. Respiration rude et saccadée aux bases, surtout à gauche. Craquements au sommet droit. Trois forts accès les premiers jours. A sa sortie, tousse et crache beaucoup moins.

L. — M..., François, vingt et un ans, entre le 18 septembre, salle Pasteur. Première invasion à Sidi Moussa, il y a trois semaines. Est sorti de la salle Larrey, il y a trois jours, après y avoir été soigné pendant un mois pour les fièvres paludéennes. Type quotidien ; trois stades classiques. Reprise de la fièvre, il y a six jours. Céphalalgie, Epistaxis. Points phréniques scalènes. Rate grosse (deux travers de doigt), douloureuse. Foie (un travers de doigt) sensible. Poumons : tousse un peu quand il a les fièvres. Respiration rude et soufflante aux bases. La fièvre tombe au bout de deux jours. Le 6 octobre plus rien à l'auscultation.

LI. — S. M..., Pierre, vingt-six ans, entré le 16 septembre, salle Laennec. Première invasion à La Réghaia, il y a deux mois. Type quotidien ; stades classiques. Amené dans le coma. Deux points scalènes. Rate grosse (deux travers de doigt), douloureuse. Foie (un travers de doigt) douloureux. Poumons : tousse depuis les fièvres seulement.

Râles sous-crépitants à la base gauche. Examen du sang : formes sphériques pigmentées. Un accès à l'entrée, puis disparition de la bronchite.

LII. — S..., Léon, trente-huit ans, entre le 24 septembre, salle Laënnec. Première invasion, il y a un mois à Aumale. Type quotidien; stades classiques subictère. Points scalenes. Foie très gros (alcoolique), douloureux. Rate peu sensible. Albuminurie. Poumons : râles ronflants et sibilants généralisés, plus marqués à droite. Délire le premier jour (40 degrés). Le 1ᵉʳ octobre, rien à l'auscultation.

LIII. O. M..., vingt-deux ans, entre le 4 octobre, salle Laënnec. Première invasion à Maison-Carrée, il y a un mois. Type quotidien; stades classiques vomissements; céphalalgie. Lombalgie Foie normal, sensible. Rate un peu grosse, douloureuse. Poumons : tousse depuis huit jours; rudesse et ronchus aux bases.

LIV. — G..., Gaetano, trente- cinq ans, entré le 26 septembre, salle Laennec. Première invasion. Bronchite et pneumonie (voir observ. détaillée)

LV. — B..., Benjamin, trente ans, entre le 3 octobre, salle Laennec. Première invasion. Bronchite à paroxysmes (voir observ. détaillée).

LVI. — B. C..., concierge. A contracté les fièvres, il y a quinze jours au cours d'une promenade du Jardin d'Essai. Bronchite intermittente (voir observ. détaillée).

LVII. — J. M., ménagère. Première invasion il y a trois semaines, à Staoueli. Accès de fièvre quotidiens. Rate normale, foie un peu gros. N'a jamais toussé auparavant; tousse beaucoup aujourd'hui. Ronchus et râles muqueux prédominant à la base gauche Se guérit complètement et de sa bronchite et de sa fièvre.

LVIII. — A. B..., employé. Première invasion il y a huit jours. à Maison-Carrée. Accès de fièvre quotidiens, devenant tierces sous l'influence de la quinine. Rate grosse, foie normal Sibilances nombreuses, particulièrement aux bases. Guérison complète.

LIX. — X. M..., maraîcher. Première invasion il y a un mois et demi, à Hussein-Dey. Fièvre rémittente pendant quatre jours. Foie et rate gros, subictere, vomissements bilieux. Beaucoup de sibilances surtout à la base gauche. Tousse beaucoup; jamais de bronchite antérieurement. La bronchite actuelle est devenue chronique

LX. — Une pneumonie mortelle dont l'observation détaillée est rapportée plus haut.

LXI. — D. C..., journalier. Première invasion il y a huit jours, au Gué de Constantine. Fièvre quotidienne avec foie et rate normaux. N'a jamais toussé antérieurement Tousse maintenant beaucoup; quelques sibilances et ronchus surtout à la base gauche. Guérison.

LXII. — A. D .., jardinier. Première invasion il y a quinze jours. Fièvre rémittente, sans grandes rémissions, tombe en six jours sous l'influence de hautes doses de quinine. Bronchite intense ayant disparu avec la fièvre, mais reparaissant à intervalles plus ou moins éloignés, sans cause appréciable.

II. — Paludisme chronique ou ancien.

I. — J .., Eugène, quarante-quatre ans, entre le 24 août, salle Pasteur. Impaludé il y a dix ans et plusieurs fois depuis. Derniere invasion au Lac Halloula, il y a un mois. Pas de frisson; peu de sueurs. Foie et rate gros (deux travers de doigt), douloureux. Poumons : ne tousse pas. Auscultation : ronchus et sibilances disséminés. Accès les trois premiers jours. La veille de son départ, le 16 septembre, quelques ronchus aux bases. Respiration rude.

II. — B..., Messaoud, quatorze ans, entre le 3 septembre, salle Pasteur. Impaludé dès son enfance à Maison-Carrée, Accès irréguliers depuis quinze jours. Stades classiques. Rate et foie un peu gros. Poumons : ne toussait pas avant cette derniere invasion : Râles sibilants et ronflants, quelques frottements pleuraux à gauche. Deux forts accès au début de son séjour. Le 13 septembre, sort, ne tousse plus du tout.

III. — P..., Michel, quarante-quatre ans, entré le 20 août, salle Broussais. Impaludé à Chébli, il y a vingt ans. Depuis un mois et demi, acces quotidiens, irréguliers. Frisson pas constant. Douleurs intercostales à droite. Rate et foie gros, peu sensibles. Poumons : tousse depuis environ un mois. A gauche, quelques sibilances. A la base droite : râles sous-crépitants, a eu pendant son séjour plusieurs accès subcontinus. Sort le 30 août ne toussant plus.

IV. — D..., Édouard, vingt-trois ans, entre le 29 août salle Broussais. Impaludé il y a un an à l'Alma et récemment depuis six jours. Stades classiques; type quotidien. Foie un peu gros (un travers de doigt); rate grosse (deux travers de doigt), douloureuse. Poumons : tousse un peu et seulement depuis quelques jours. Signes de bronchite légère. Un seul accès à son entrée. Sort guéri le 11 septembre.

V. — K... Mohamed, vingt-cinq ans, entre le 2 septembre, salle Laénnec. A déjà eu les fièvres. Impaludé de nouveau, à Chéragas, il y a huit jours. Accès quotidiens, stades classiques. Foie gros, insensible. Rate grosse et douloureuse. Poumons : râles ronflants et sibilants. N'a qu'un seul accès, le 1er janvier. Sort guéri et n'ayant plus de signes de bronchite.

VI. — A... Angelo, trente-huit ans, entre le 5 juillet, salle Pasteur. A été impaludé il y a plusieurs années et de nouveau, depuis six jours, a Maison-Blanche. Stades classiques ; type quotidien. Rate très grosse (trois travers de doigt), douloureuse. Poumons : ne tousse pas. On entend quelques sibilances. Un seul accès léger, le premier jour. Sort guéri, le 12 septembre.

VII. — Jean-Baptiste. cinquante-six ans, entré le 7 septembre, salle Pasteur. Impaludé à Montebello, il y a six ans. De nouveau à Tipaza il y a dix jours. Type quotidien, stades classiques. Rate grosse, un peu douloureuse. Poumons : tousse depuis douze à quinze jours. Râles sibilants et ronflants disséminés avec prédominance marquée aux bases. Deux accès francs pendant son séjour. Sort guéri le 16 septembre.

VIII. — A.. Aïtou, vingt-six ans, entré le 12 septembre, salle Laennec. Impaludé depuis plusieurs années à Chebli. Subictère. Rate très grosse (quatre travers de doigt), très douloureuse. Poumons tousse beaucoup. Sibilances surtout à la base gauche. N'a pas eu d'accès pendant son séjour. Sort le 21 septembre guéri.

IX. — B... Déar, trente-trois ans, entre le 23 août, salle Broussais. Impaludé depuis dix ans, à Philippeville. Fièvres fréquentes. Malade depuis dix jours. Rate grosse, sensible. Subictère. Teint cachectique. Poumons : tousse depuis plusieurs mois. Râles sibilants et ronflants abondants. Un seul accès franc à son entrée. Sort le 4 septembre, toussant encore un peu le matin.

X. — S... Amar, trente ans, entre le 14 septembre. salle Laennec. Impaludé à Maison-Carrée il y a dix-sept ans. Derniere invasion il y a trois semaines. Type tierce ; stades classiques. Rate et foie un peu gros, douloureux. Poumons : ne tousse pas. Râles sibilants et ronflants surtout aux bases. Pas d'accès pendant son séjour de trois jours.

XI. — S... Louis, trente et un ans, entre le 14 septembre, salle Laennec. Impaludé au Tonkin. Dernière invasion à

Affreville, il y a quatre jours. Type quotidien ; stades classiques. Foie et rate un peu gros et sensibles. Poumons : ne tousse pas. Ronchus aux bases, surtout à gauche. Pas d'accès, sort le 17 septembre.

XII. — D... Auguste, vingt-huit ans, entre le 10 septembre, salle Laennec. Impaludé à Zéralda en 1898, de nouveau a Staoueli, il y a un mois. Accès irréguliers : quotidiens ou tierces; stades classiques. Rate et foie gros (deux travers de doigt, douloureux). Poumons : ne tousse pas. Respiration rude et sifflante, notamment aux bases. A eu deux acces francs. Sort le 16 septembre guéri.

XIII. — S... Frédéric, quarante ans, entre le 23 juillet salle Laennec. A eu les fièvres à Panama, et, il y a plusieurs années, à Staoueli. Dernière invasion date de dix jours. Accès plus ou moins réguliers. Foie gros (trois travers de doigt), subictère, œdème des jambes, un peu d'ascite. Souffle mitral. Grosse rate. Poumons : sibilances et râles d'œdèmes disséminés Plusieurs accès pendant son séjour. Sort guéri le 16 septembre.

XIV. — G... Fleury, trente-cinq ans, entre le 10 septembre, salle Pasteur. A des acces chaque année depuis dix ans. Malade depuis dix jours, à La Réghaia. Type quotidien. Urticaire. Foie un peu gros. Rate à peu près normale. Poumons : rien à son entrée. Deux acces pendant son séjour de sept jours ; après chaque acces a toussé un peu.

XV. — B... Louise, quarante-huit ans, entre le 15 septembre, salle Cl. Bernard. A eté plusieurs fois impaludée durant durant ces dernières années. Rate et foie normaux, douloureux. Points scalenes tres marqués. Poumons : ronchus aux bases, surtout a gauche. Un seul accès le premier jour. Sort guérie.

XVI. — L .. Georges, entre le 12 septembre, salle Pasteur. Ancien paludéen. Impaludé il y a quelques jours au Fondouck. Type quarte, stades classiques. Poumons : tousse depuis longtemps. Bronchite chronique. Emphyseme. Deux acces de fievre, suivis chacun d'une poussée de râles sibilants et muqueux. Sort le 17 septembre avec de la bronchite chronique.

XVII. — A... Augustin, cinquante-sept ans, entre le 3 septembre, salle Pasteur. La première invasion remonte à quinze ans. La dernière invasion date de quinze jours. Rate et foie normaux. Poumons : tousse un peu depuis quelques jours seulement. Râles muqueux et sibilants disséminés. N'a pas d'acces pendant son séjour. Sort guéri le 12 septembre.

XVIII. — S... Frédéric, quarante-neuf ans, entre le 9 août, salle Laennec. Vieux paludéen de Relizane. Derniere invasion il y a un mois. Poumons : bronchite légere depuis quelques jours. Râles disséminés. Plusieurs accès pendant son séjour. Sort le 1er septembre, conservant des signes de bronchite chronique.

XIX. — P... Jacques, quarante-quatre ans, entré le 24 août, salle Pasteur. Impaludé il y a six ans, à Marengo, et il y a quatre jours à Maison-Blanche. Stades classiques : type quotidien. Rate un peu grosse, insensible. Poumons : dit ne pas tousser. Râles sibilants et ronflants nombreux, deux forts accès pendant son séjour de dix jours. Sort le 3 septembre; plus rien à l'auscultation.

XX. — R... Émile, trente et un ans, entre le 24 août. salle Laennec. Impaludé il y a sept ans, à Misserghin et dernierement il y a un mois a Saïda. Tierce ou quotidienne. Stades classiques. Subictère. Rate un peu grosse, indolore. Poumons : tousse un peu depuis trois semaines.

XXI. — G... Antoine, trente et un ans, entré le 15 septembre, salle Broussais. Impaludé chaque année depuis quatre ou cinq ans, et de nouveau, il y a quinze jours à

Maison-Carrée. Rate très grosse et sensible. Points phréniques scalènes, doubles. Poumons : tousse peu. Quelques
ronchus aux bases. Un seul accès le premier jour. Sort le
27 septembre, n'ayant plus aucun signe stéthoscopique.

XXII. — G..., Louis, quarante-quatre ans, entre le 11 juillet, salle Laennec. Impaludé il y a douze ans à Staoueli.
Reprise tous les ans, et cette année il y a huit jours. Rate et
foie gros, insensibles. Poumons : tousse un peu ; quelques
sibilances disséminées.

XXIII. — F... Giuseppe, quarante-sept ans, entre le
15 septembre, salle Broussais. A été déjà impaludé ces dernières années Impaludé de nouveau il y a dix jours. Fievre
irrégulière : pas de frisson, mais transpiration abondante.
Rate grosse, un peu sensible. Poumons : ne tousse pas.
Quelques ronchus à la base gauche notamment. Pas d'accès
pendant son séjour. Sort guéri le 25 septembre.

XXIV. — B... Ahmed, entre le 14 septembre, salle
Laennec. Impaludé il y a huit à dix ans à Fort-National ;
récemment, il y a vingt-cinq jours, à Béni Méred. Type
quotidien, stades classiques. Rate très grosse (trois travers
de doigt), douloureuse. Foie un peu gros, sensible. Subictère. Points scalenes et apophysaires. Poumons : tousse
depuis vingt jours. Râles sibilants et ronflants nombreux
partout. Eut deux accès les deux premiers jours. Sort le
22 septembre, guéri

XXV. — P... Antoinette, quarante-quatre ans, entre le
17 septembre, salle Cl. Bernard. Impaludée depuis quatre
ans au Gué de Constantine ; chaque année, nouvelle invasion. Malade actuellement depuis six jours. Type quotidien,
stades classiques. Rate un peu grosse, douloureuse. Poumons : tousse beaucoup et seulement depuis la dernière
invasion. Râles sous-crépitants à la base gauche. Râles sibilants et ronflants dans tout le côté droit. Un seul accès le

premier jour. Le 22 septembre, sort, toussant encore beaucoup.

XXVI. — B... Étienne, trente-cinq ans, entre le 11 septembre, salle Pasteur. Premiere invasion, il y a six ans, à Staoueli. Malade depuis un mois. Type quotidien. Stades classiques. Foie gros (deux travers de doigt) ; rate grosse (trois travers de doigt) et douloureuse Points phréniques. Bouton de G. de Mussy. Poumons : tousse depuis longtemps. Râles crépitants au sommet gauche. Respiration rude à droite. Un seul acces, le 16 septembre. Sort non guéri de sa bronchite.

XXVII. — V... Benjamin, vingt et un ans, entre le 3 septembre, salle Broussais. A déjà eu les fièvres à Staoueli ; de nouveau à Boufarik, il y a quatre jours. Type quotidien irrégulier. Foie et rate un peu gros. Poumons : beaucoup de sibilances et de ronflants disséminés. Deux accès, les 3 et 5 septembre. Sort le 8 septembre ayant encore un peu de rudesse à l'inspiration.

XVIII. — C... Zamith, vingt- trois ans, entre le 19 septembre, salle Laennec. Impaludé il y a dix mois à Philippeville. Reprise depuis vingt jours. Type irrégulier ; stades classiques. Foie un peu gros et douloureux Rate (deux travers de doigt), sensible. Poumons : ne toussait pas avant cette dernière invasion. Crache beaucoup. Beaucoup de sibilants et de ronflants partout. Accès légers les premiers jours. Sort le 23 septembre, toussant encore.

XXIX. — L. C... François, quarante ans, entre le 7 septembre, salle Broussais. Impaludé il y a dix ans ; reprise il y a un mois à Maison-Blanche. Stades classiques. Foie et rate gros (deux travers de doigt), douloureux. Points phréniques et bouton de G. de Mussy. Œdème des jambes. Poumons : tousse beaucoup depuis quelques jours. Sibilances et ronflants surtout aux bases. Eut plusieurs accès de moyenne intensité. Le 27, tousse moins; signes de bronchite bien diminués. Encore quelques râles d'œdème.

XXX. — R... Justin, trente-six ans, entré le 24 septembre, salle Broussais. A eu les fièvres pendant les campagnes de Madagascar et au Sénégal (1894). Récemment reprise à Bizerte, il y a un mois. Stades classiques. Rate grosse et douloureuse. Foie sensible. Point phrénique gauche très marqué. Poumon : bronchite chronique à la suite de ses fièvres, à Madagascar. Tousse davantage depuis la dernière invasion. Râles sibilants et ronflants au sommet gauche. Respiration bronchique dans tout le poumon. Le 10 octobre, plus de signe de bronchite.

XXXI. — A... Pierre, trente-six ans, entre salle Laennec, A été impaludé il y a plusieurs mois à Birtonta et récemment depuis quinze jours. Diarrhée intense. Poumons : tousse depuis sa première invasion. Bronchite chronique.

XXXII. — R .. Manuel, dix-huit ans, entré le 23 août, salle Pasteur. A déjà eu les fièvres il y a un an et demi à Laghouat. Bronchite aigue intermittente (V. observation détaillée).

XXXIII. — M... François, soixante-deux ans, entre le 28 septembre, salle Pasteur. A eu les fièvres il y a huit ans. Deuxième invasion, il y a trois semaines à l'Alma. Type quotidien, stades classiques. Rate un peu grosse, sensible. Foie normal. Poumons : respiration bronchique plus marquée à gauche. Pas d'accès pendant son séjour. Sort guéri.

XXXIV. — P... Antonio, quarante et un ans, entre le 25 septembre, salle Pasteur. Paludisme chronique. Pneumonie proportionnée et bronchite (V. observation détaillée).

XXXV. — M... ben Messaard, vingt-quatre ans, entre le 30 septembre, salle Pasteur. Impaludé chaque année à Maison-Carrée depuis six ans, et de nouveau depuis huit jours. Subictère. Foie normal. Rate très grosse, un peu douloureusé. Poumon : tousse et crache un peu. Quelques râles humides fins. Respiration ronflante à la base gauche.

XXXVI. — G .. Alfred, entre le 2 octobre, salle Pasteur. Impaludé depuis quatorze à quinze ans, et depuis trois ans à chaque automne. Depuis mai dernier, a des acces très fréquents. Type irrégulier. Frisson pas constant Urticaire depuis six jours durant l'accès. Subictère ; point scalène droit. Foie gros, douloureux Rate grosse. Poumon : tousse et crache un peu depuis un ou deux jours. Nombreux râles sibilants et ronchus disséminés dans tout le poumon gauche. Sous-crépitants aux bases, principalement à droite.

XXXVII. — V... Marco, cinquante-six ans, entre le 2 octobre, salle Pasteur. A eu les fièvres, il y a six mois au Fort de l'Eau. Depuis, grande faiblesse et courbature. Rate et foie normaux. Poumons ; respiration bronchique. Quelques râles sous-crépitants à la base gauche Le 8 octobre, plus rien à l'auscultation.

XXXVIII. — H... Isidore, vingt-huit ans, entre le 24 septembre, salle Laennec. Impaludé il y a un an à Bône, et de nouveau depuis un mois. Depuis huit jours, accès tierces avec stades classiques Foie normal. Rate un peu grosse, peu douloureuse. Poumon : n'a jamais toussé. Nombreux râles sibilants et ronflants Le 8 octobre plus rien à l'auscultation.

XXXIX. — B... Emile, trente-deux ans, entre le 29 septembre, salle Laennec. Impaludé en Cochinchine (1897), puis deux autres fois en Algérie. Nouvelle invasion, il y a huit à dix jours à Guyotville. Accès irréguliers. Points phréniques scalènes surtout à gauche. Foie un peu gros et sensible. Rate volumineuse tres douloureuse. Poumons : n'a jamais toussé mais pendant ses accès a souvent senti de la gêne respiratoire. Actuellement un peu de dyspnée. Aux sommets, expiration prolongée. Râles sous-crépitants à la base gauche. Examen du sang. Corps en croissants. Accès les trois premiers jours Le 5 octobre, plus rien, **ni** aux sommets ni aux bases.

XL. — K... Mohamed, trente-cinq ans, entre le 17 septembre, salle Pasteur. Impaludé une première fois, il y a sept ans à Maison-Carrée ; depuis, rien jusqu'à cette année, il y a dix-neuf jours. Type tierce puis quotidien. Stades classiques. OEdème des jambes, des paupières, du scrotum, un peu d'ascite. Foie et rate impalpables. Albuminurie (depuis les fièvres seulement). Poumons : ne toussait ni ne crachait avant cette dernière invasion Sibilances aux sommets, râles d'œdèmes. Respiration voilée à la base gauche, submatité, diminution des vibrations. Accès le 19. Signes d'hydrothorax. Bronchite généralisée. L'état reste très longtemps stationnaire.

XLI. — S... T , marchand forain, cinquante -quatre ans. Nombreux accès de fièvre contractés dans diverses localités fâcheusement renommées : Maison-Blanche, Maison-Carrée, la Réghaia, etc. Tousse depuis la première atteinte, sans interruption. Poussée de bronchite aiguë aujourd'hui. Au bout de huit jours, œdèmes pulmonaire (râles bullaires très nombreux) et mort dans l'asphyxie avec œdème des jambes et albuminurie. Pas d'autopsie : il s'agit d'un malade de la ville.

XLII. — O... P., cultivateur, habitant la Réghaia depuis sa naissance. Paludisme chronique caractérisé par foie et rate gros, acces de fièvres à intervalles assez rapprochés. OEdème fugace des jambes. Bronchite chronique depuis longtemps. Poussée aigue au moment des accès de fièvre.

XLIII. — A. J..., cultivateur, trente-six ans. A contracté les fièvres paludéennes il y a dix ans à Staouèli. Foie et rate gros Bronchite chronique et poussées aigues au moment des accès de fièvre, qui se montrent pendant l'été.

CONCLUSIONS

Nos recherches essentiellement cliniques, sur les congestions et les inflammations broncho-pulmonaires aiguës du paludisme, peuvent se résumer dans les propositions suivantes :

I. Les troubles broncho-pulmonaires aigus sont **très fréquents** dans le paludisme.

II. Les uns, de beaucoup les plus nombreux, sont de nature simplement congestive, et, par leur grande fréquence, leur marche paroxystique, la bénignité de leur pronostic et leur mécanisme pathologique probable, méritent d'être considérés comme des **symptômes** de la fièvre paludéenne. Ce sont les **congestions bronchiques et pulmonaires.**

III. Lés autres, dont le processus morbide ne se borne pas à l'hyperémie, mais auquel s'ajoute un élément phlegmasique étranger à la malaria, doivent, par leur rareté relative, leur gravité et leur marche souvent indépendante de la fièvre, constituer des **complications** de la malaria. Nous avons décrit les : **pneumonies paludéennes.**

IV. Les **bronchites** paludéennes sont, de toutes ces

manifestations, les plus fréquentes. — Elles sont essentiellement bénignes et fugaces, et conséquemment peuvent se présenter sous trois aspects cliniques différents, que nous avons désignés sous les noms de : bronchite intermittente, bronchite à paroxysmes, bronchite continue. — Leur traitement est purement et simplement celui de l'accès fébrile.—

V. Les **congestions pulmonaires** sont également très variables dans leur intensité et dans leur marche. Elles sont quelquefois, comme les bronchites, réellement intermittentes et, dans ce groupe, doit rentrer ce que beaucoup d'auteurs ont appelé à tort pneumonies intermittentes. — Elles sont plus fréquemment rémittentes et présentent des paroxysmes qui coïncident avec les accès fébriles. — Le **pneumo-paludisme du sommet** (de Brun) en est une des localisations les plus intéressantes. — Leur pronostic immédiat est bénin, mais elles préparent le terrain à toute infection pulmonaire possible, et en particulier à la pneumonie. — Leur traitement est le même que celui des congestions bronchiques.

VI. Au point de vue **pathogénique,** ces **congestions broncho-pulmonaires** font partie du grand mouvement congestif viscéral qui accompagne tout accès paludéen. C'est probablement une congestion active due, peut-être, à l'action directe de la toxine parasitaire sur les capillaires sanguins.

VII. Les **inflammations pulmonaires** doivent être définitivement séparées des congestions. Leur nature est toute différente : elles résultent toujours de l'adjonction à l'élément paludéen d'un élément phleg-masique attribuable au pneumocoque. — Au point de vue clinique, il faut distinguer : les pneumonies compliquant l'accès paludéen, que nous avons appelées **pneumonies proportionnées**, et les pneumonies survenant en dehors de tout accès et comme complications de la cachexie palustre ; ce sont les **pneumonies post-paludéennes**. — Ces deux formes cliniques sont ordinairement graves et présentent une marche insidieuse et rapide.— Leur traitement doit être mixte, comme leur processus, et s'adresser d'abord à l'élément paludéen, puis à la pneumonie.

INDEX BIBLIOGRAPHIQUE

Hippocrate, Œuvres complètes (t. II, Tr. du rég. des mal. aiguës). Trad. Littré.

Alibert, Tr. des fièv. pernic. intermitt., Paris, 1820.

Baumes, Tr. des fièv, intermitt., 1821.

Broussais, Hist. des phlégm. ou inflam. chron., 3e éd., Paris, 1822.

Bailly, Tr. anat. path. des fièv intermitt. simples et pernic., 1825.

Monard et Antonini, Mém. de méd. chir. et pharm. milit., 1832.

Broussais, Cours de path. et de thérap. génér., 2e éd. Paris, 1834.

Nepple, Tr. sur les fièv. rémitt. et intermitt., Paris, 1835.

Maillot., Tr. des fièv. intermitt , Paris, 1836.

Aug. Bonnet, Tr. des fièv. intermitt., Paris, 1839.

Boudin, Tr. des fièv. intermitt , rémitt. et continues, Paris, 1842.

Marcé, Journ. de la Soc. de méd. de la Loire-Inf., 1842-1845.

Sigaud, Maladies du Brésil, 1844.

Heschl, Ueber Lungeninduration (Prog. Viertelj, 51, 1850).

Constant, Consid. prat. sur la pneum. intermitt (Bull. gén. de thérap., t. XLIII, 1852).

Rouxeau, Observ. sur un cas de fièv. intermitt. pernic pneum (Bull. gén. de thérap , t. XLIII, 1852).

Gintrac, Cours théor. et clin. de path. int, t. III, Paris, 1853.

— Art. Bronches, in Nouv. diction. de méd. et de chir. prat., 1866.

Catteloup, De la pneum. d'Afrique (Mém. de méd. chir. et pharm. milit., t. XI, 1853).

Bougard, Bronch. aig. intermitt (Journ. méd., Bruxelles, 1857.

Jos. Frank, Tr. de path. int., Trad. Beyle, Paris, 1857.

Saillard, De la fièv. pernic. pneum (th., Paris, 1860).

Fallier, Considér. prat. sur les fièv. palud. des pays intertrop. (th. Paris, 1861).

Weinberger, Oest Zeits. f. pract. Heilkunde, 1862.

Grisolle, Tr. de la pneumonie, 2ᵉ éd , Paris, 1864.

Cras, Fièv. pernic. pneum. (Arch. de méd, nav. nov. 1864).

Lambard, Quelq. rech. sur l'antag. entre la fièv. des marais et la phtisie pulm. (th., Paris, 1868).

Griesinger, Tr. des mal. infect., Paris, 1868.

Liegey, Observ. de dyspnée intermitt. (Courr. méd., 1869).

Colin. Tr. des fièv. intermit., Paris, 1870.

Frison, Manif. var. de l'impalud. au point de vue pathogén. (Rec. de mém. de méd. milit., sept. 1870).

Lancereaux, Atl. d'anat. pathol., p. 296, Paris, 1871.

Gilbert, Considér. clin. sur la pneum. à quinquina (th. Montpellier, 1872).

Woillez, Tr. clin. des mal. aig. des voies respir., Paris, 1872.

Armaingault, Pneum. et fièv. intermitt. pneum., Paris, 1872.

Cornibert, Essai sur la fièv. pernic, pneum. observ. au Brésil (th., Paris, 1872).

Grasset, Etude clin. des affec. chron des voies respir. d'orig. palud. (th., Montpellier, 1873).

Letulle, Un cas de fièv. intermitt. pneum (Gaz des hôp., 1874).

Hildebrandt, Ein intermitt. Pneum. (Deutsch. med. Wochens., 1876).

V. Ciampietro, Poche. osserv. sul. pulmonite. miasm. polus Lo experim. Juin 1875,

Cripps-Laurence, On intermit broncho-pneum. (Med. Press. and. Circular. 1879).

Dumeige, De la cong. pulm. d'orig. palud. (th., Paris, 1880).

Laënnec, Tr. de l'auscul. méd. et des mal. des poum. et du cœur. Paris, éd. de la Fac., 1879.

Sorel, Gaz. hebd., p. 452, 1880.

Bax, De la cong pulm. d'orig. palud. (Gaz. des Hôp., 1881)

Jaccard, Leç. sur un cas de fièv. intermit. accomp. pneum. (In Clin. de la Pitié, 1883-1884, Paris, 1885).

Andews Clark, Rem sur un cas de pneum. intermitt. (Progr. méd., n° 37, 1885).

Morehead, Clinical researches on diseases in India.

Heineman, Ueber Malariakrankeiten. und einige andere Infections krankeiten in Vera-Cruz (Wirch. Archiw., Bd CII, dec. 1885)

— Jahrbuch i. pract. Aertze von Gttmann, Bd. X, Berlin, 1887.

Broca, Contrib. à l'étude de la pneum. lob. aig. (Rev. de méd., 1885).

G. Sée, Médecine clinique, t II, 1885.

R. Massalongo, Arch. de physiol. et Arch. gén. de méd., 1885

Jaccoud, Clin de la Pitié, 1886-1887 (Paris, 1888).

Grasset, Leç. clin. sur les pyrex. pneum., et special. sur le pneumotyphus et la pneumomalaria (Montpel. méd., Janv. 1887).

De Brun, Congrès pour l'Etude de la tuberc., 1888.

Kelsch et Kiener, Tr. des mal. des pays chauds. Paris, 1889.

Marchiafava et Guarneri, La pulm. nel. infez. di malaria (N. del. R. Accad. di Roma, 1889).

Estrade, Contrib. à l'étude de la fièv. palud. à détermin. pneum. Th., Bordeaux, 1889).

Laveran, Des hématoz. du palud. (Arch. de méd. expér., Janv. 1890).

Grœser, Berliner Klin. Woch, 5 oct. 1890.

Hadji-Costa, Etude clin. des pneum. post-palud. (Rev. de méd., nov. 1891).

Catrin, De la cachexie palustre. Paris, 1893.

Davidson, Hygiene and Diseases of warm Climates. Edimbourg, 1893.

Ledesma Casado, Palud. carvado ; complic. cardiopulm. (Rev. de med. y cirug. pract., Madrid, 1893).

U. Behrend, Intermitt. Form. des fibrin. Pneum. (Jahrb. f. Kind., XXXIX, 1895).

De Brun, Etude sur le pneumopalud. du sommet (Rev. de méd., Mai, Nov. 1895).

Raymond, Pleur. de la base gauche chez un palud. (Th., Montpellier, 1896)

Ch. Duba, Contrib. a l'étude de la pseudotuberc. d'or. palud. (Th, Lyon, 1895).

Hamelin, Etude sur le Pneumopalud. (Th., Paris. 1896).

Sokolenski et Dovine, Rev. de méd., 10 juillet 1898.

P. Manson, Tropical Diseases, 1898.

Trousseau, Clin. méd. de l'Hôtel-Dieu, 9e éd , 1898.

Mannaberg, Die Malaria krankeiten. Wien. 1899.

Risquez, Pneum. et dysent palust. (Dauphiné méd , Grenoble,
XXIV, 1900).

Schlube, Die Malaria krankeiten. Jena, Fischer, 1900.

Crespin et Maillert, Etude clin. des manif. broncho-pulm. aig.
dans la malaria (Arch. gén. de méd., Mars et Avril
1901).

Charcot. Bouchard, Brissaud. Tr. de Méd , t. IV, 2e éd , 1901.

TABLE

Lyon — Imp. A. Rey, 4 rue Gentil. — 29331

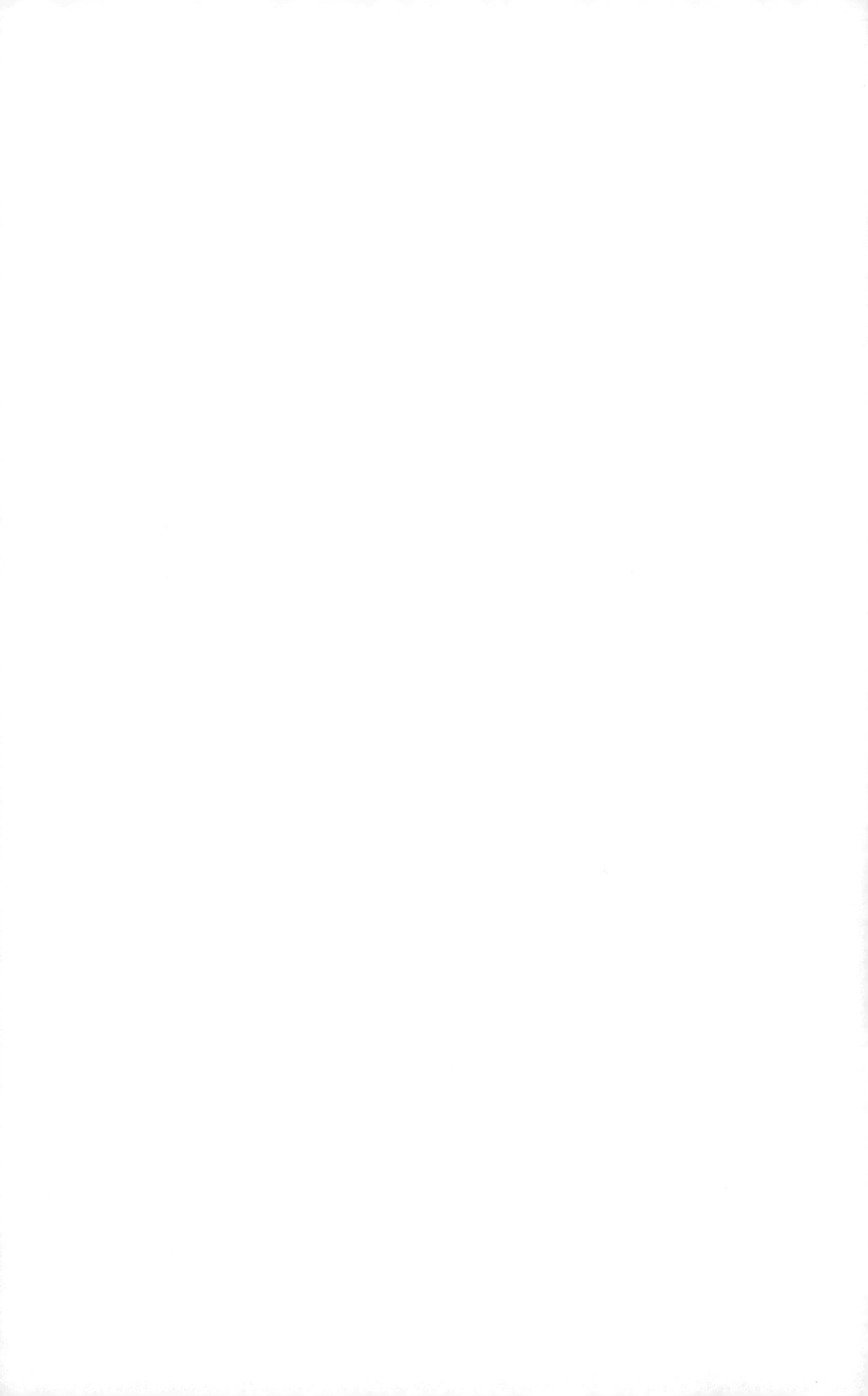

www.ingramcontent.com/pod-product-compliance
Ingram Content Group UK Ltd.
Pitfield, Milton Keynes, MK11 3LW, UK
UKHW022314070726
13614UKWH00002B/734